Natürlich gesund
mit der Ringelblume

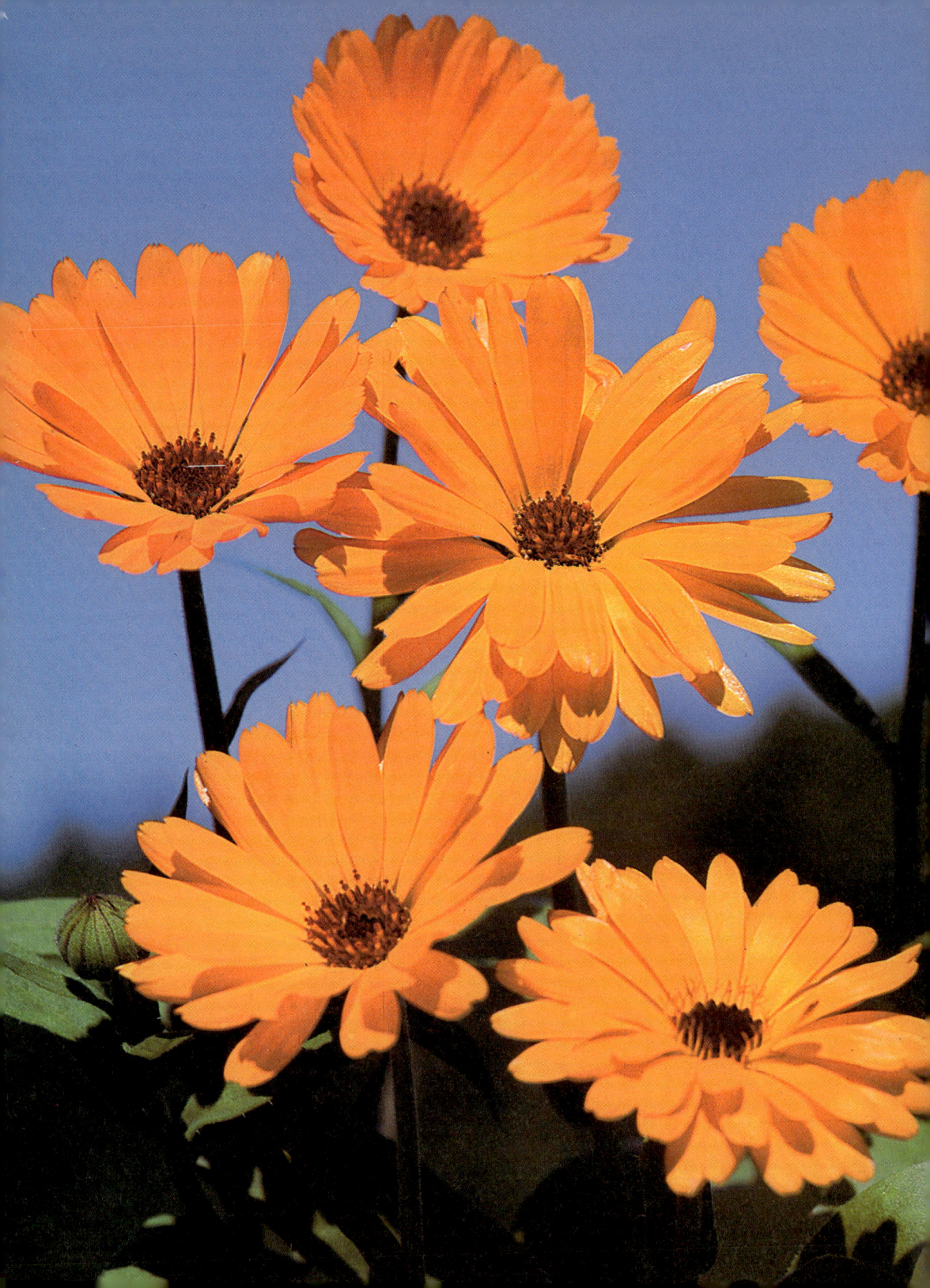

Ingrid Pfendtner

Natürlich gesund mit der Ringelblume

Sanfte Hilfe bei Alltagsbeschwerden

- Fertigpräparate und Rezepte zum Selbermachen
- Salben, Extrakte, Aufgüsse, Öle
- Die Ringelblume in der Küche

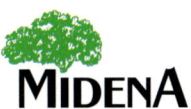

MIDENA

Die Autorin: Ingrid Pfendtner ist Diplom-Biologin und befaßt sich als freie Autorin und Journalistin vor allem mit den Themen Natur, Umwelt, Medizin und Gesundheit.

Hinweis: Die Inhalte des vorliegenden Ratgebers sind sorgfältig recherchiert und erarbeitet. Dennoch kann aus rechtlichen Gründen weder von der Autorin noch vom Verlag eine Haftung oder Gewähr übernommen werden.

Es ist nicht gestattet, Abbildungen dieses Buches zu scannen, in PCs oder auf CDs zu speichern oder in PCs/Computern zu verändern oder einzeln oder zusammen mit anderen Bildvorlagen zu manipulieren, es sei denn mit schriftlicher Genehmigung des Verlages.

Die Deutsche Bibliothek – CIP-Einheitsaufnahme

Pfendtner, Ingrid:
Natürlich gesund mit der Ringelblume : sanfte Hilfe bei Alltagsbeschwerden ; Fertigpräparate und Rezepte zum Selbermachen, Salben, Extrakte, Aufgüsse, Öle, die Ringelblume in der Küche / Ingrid Pfendtner. – Augsburg : Midena, 1999
  ISBN 3-310-00522-4

Midena Verlag, Augsburg
© 1999 Weltbild Verlag GmbH, Augsburg
Alle Rechte vorbehalten

Redaktion: Franz Leipold
Fotos: Angelika Jakob S. 74; Mauritius/Aula I S. 65, -/Frauke S. 67, -/Kratz S. 72; Naturwaren Dr. Peter Theiss, S. 11, 27, 30, 34, 50, 61; Hans Reinhard S. 2, 9, 17, 24, 78, 86
Umschlaggestaltung: S/L Kommunikation
Umschlagfoto: Hans Reinhard
DTP: Butzke Design, Dolldorf
Druck und Bindung: Offizin Andersen Nexö, Leipzig – ein Betrieb der INTERDRUCK Graphischer Großbetrieb GmbH
Printet in Germany

ISBN 3-310-00522-4

Inhalt

Vorwort

■ Die Ringelblume ist eine der wenigen traditionellen Heilpflanzen, die den Sprung in die moderne Pflanzenmedizin geschafft haben. Ihre erstaunlichen Wirkungen bei der Wundheilung wurden immer wieder bestätigt; sie hemmt Entzündungen der Haut und Schleimhäute und lindert viele Beschwerden. In Kosmetik und Körperpflege nimmt sie einen festen Platz ein, besonders bei der Pflege trockener, beanspruchter und entzündeter Haut.

Die Pflanze hat eine wechselvolle Geschichte hinter sich. Niemand weiß so recht, woher sie stammt. Seit dem frühen Mittelalter gehört die Ringelblume in die Kräutergärten der Klöster und Bauernhöfe. Im 19. Jahrhundert galt die Ringelblume als Mittel gegen nahezu alle Krankheiten und Beschwerden. Sogar Krebs sollte sie heilen.

Heute entdecken Ärzte und Therapeuten, Pharmazeuten und Laien die Ringelblume oder – wie sie lateinisch heißt – *Calendula officinalis* aufs neue; nun aber auf fundierter Grundlage und in Zubereitungen, die der heutigen Zeit entsprechen.

Die Ringelblume kann innerlich und äußerlich angewendet werden. Der Vorteil dabei ist: Sie können alles selbst machen. Die Pflanze stellt nur geringe Ansprüche und gedeiht auch im Blumenkasten. Für die verschiedenen Zubereitungen brauchen Sie nur wenige Hilfsmittel und etwas Zeit. Gönnen Sie sich den Spaß und spielen Sie Kräuterhexe.

Mannheim, im Herbst 1998
Ingrid Pfendtner

Kleine Pflanzenkunde

Die Ringelblume (*Calendula officinalis*) stammt aus dem Mittelmeergebiet und gehört in die Familie der Korbblütler (Compositae). Die Pflanze ist durch eine geometrisch geordnete orange- bis dottergelbe Blüte und ringförmig gekrümmte Früchte gekennzeichnet.

Wilde Heimat

Die Ringelblume ist als Garten- und Zierpflanze sehr beliebt.

Die Ringelblume ist eine sehr alte Kulturpflanze; dennoch weiß niemand genau, woher sie eigentlich kommt. Vieles spricht dafür, daß sie von der südeuropäischen Ackerringelblume (*Calendula arvensis*) abstammt. Deren Heimat liegt in den Höhen des Atlas-Gebirges in Nordwestafrika. Von dort aus breitete sich die Ackerringelblume sternförmig in alle Himmelsrichtungen aus: Sie wächst auf den Kanarischen Inseln und an der Küste des Kaspischen Meeres, gedeiht in Finnland wie im Hoggar-Gebirge in der Zentralsahara. In Deutschland wurde die Ringelblume seit dem frühen Mittelalter in den Klostergärten gezogen; sie ist bis heute als Garten- und Zierpflanze beliebt.

Botanische Merkmale

Ringelblumensamen keimen sehr schnell, und rasch treibt das Kraut in die Höhe. Die Pflanze keimt, wächst, blüht und vergeht in einem Sommer. Der flaumig behaarte Stengel ragt aufrecht, trägt zahlreiche Blätter und endet in einem Blütenköpfchen. Die Blätter selbst sind kräftig grün und weich behaart. Die unteren ähneln einem Spatel, die oberen sind lang und lanzettlich. Sie haben keinen

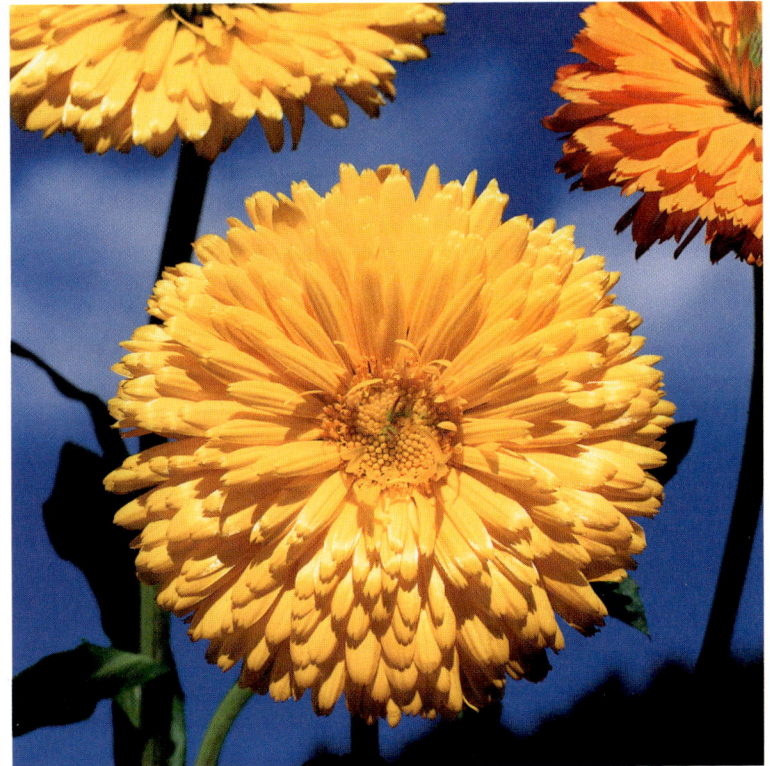

Blütenköpfchen der Ringelblume mit Zungen- und Röhrenblüten

Blattstiel, sondern sitzen direkt am Stengel. Die grünen Teile wirken lebhaft und stehen im Gegensatz zu den streng geometrisch angeordneten Blütenköpfchen. Eine 20 cm lange helle Pfahlwurzel mit dicken Seitenwurzeln verankert die Pflanze fest im Boden.

Viele, viele Blüten

Die Ringelblume gehört zu den Korbblütlern. Der botanische Fachausdruck dafür lautet »Compositae«, das bezieht sich auf die Blüten und bedeutet »zusammengesetzt«. Bei den Compositae sind die Einzelblüten ganz eng zusammengerückt. Die bis zu 5 cm große »Blüte« der *Calendula officinalis* ist keine Einzelblüte. Tatsächlich sitzen viele kleine Blüten zusammen in einem von grünen Hüllblättern gebildeten Kelch. Man spricht von einem Blütenköpfchen.

Die Blüte der Ringelblume setzt sich aus vielen Einzelblüten zusammen.

9

Außen am Blütenköpfchen stehen zwei oder drei Reihen Strahlenblüten. Die gelb bis rotorangen Blütenblätter sind zungenartig verwachsen und mindestens doppelt so lang wie die Blätter des Kelches. Sie lassen das Köpfchen von weitem strahlen. Im Innern sitzen die kleineren, ebenfalls gefärbten Röhrenblüten. Sie sehen aus wie kleine Röhren und sind unfruchtbar. Diese Blüten haben zwar männliche Staubblätter und weibliche Fruchtknoten, Früchte bilden aber nur die äußeren Zungenblüten.

Der Aufbau eines Blütenköpfchens erscheint kompliziert, der Pflanze bringt dies aber einen großen Vorteil: Die Nektar und Pollen sammelnde Hummel oder Biene bestäubt mit einem einzigen Besuch viele Blüten gleichzeitig. Außerdem fällt das Blütenköpfchen schon von weitem auf, es ist groß und leuchtet kräftig gelb- bis orangerot. Eine Pflanze kann im Laufe eines Sommers bis zu 50 Blütenköpfchen bilden.

Geringelte Frucht

Ihren volkstümlichen Namen – Ringelblume – verdankt die *Calendula* den sonderbaren Früchten beziehungsweise Samen. Sie sind nämlich ringförmig gekrümmt, manche sogar eingerollt. Nach ihrer Form unterscheidet man:

Die charakteristisch geformten Früchte gaben der Ringelblume ihren Namen.

- **Hakenfrüchte:** Sie stellen die größten Früchte dar und reifen in den äußeren Blütenkreisen heran. Hakenfrüchte werden bis zu zwei Zentimeter lang, bleiben aber recht dünn. Auf dem Rücken sitzen Knoten, Dornen und Haken. Diese Früchte verfangen sich im Pelz vorbeistreifender Säugetiere und reisen als blinde Passagiere über weite Strecken mit.
- **Kahnfrüchte:** Sie sehen aus wie ein kleines Boot. Auf beiden Seiten haben sie segelartige Flügel, so daß sie von einem kräftigen Wind leicht fortgetragen werden können. Man nennt sie daher auch Wind- oder Flugfrüchte.
- **Larvenfrüchte:** Sie werden aus Blüten gebildet, die weiter innen im Körbchen sitzen. Von allen drei Fruchtformen sind sie am

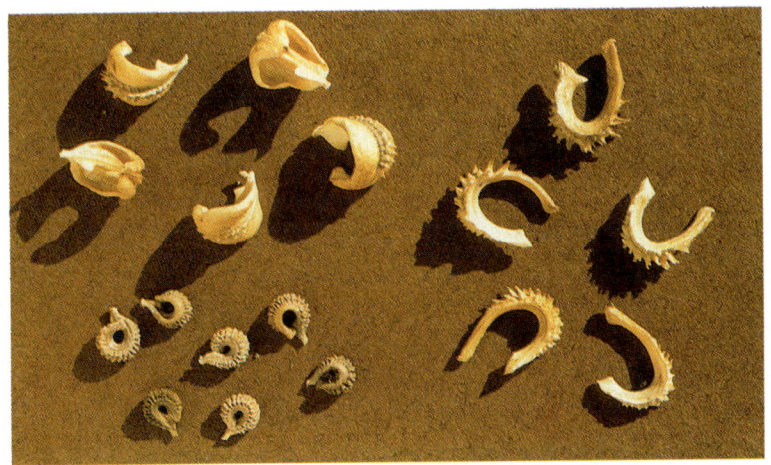

Haken-, Kahn- und
Larvenfrüchte
der Ringelblume

stärksten geringelt. Da die Blüten in der Mitte sehr dicht beeinandersitzen, entstehen die Früchte häufig durch Selbstbestäubung. Larvenfrüchte sind klein und ganz leicht. Sie verfangen sich wie die Hakenfrüchte im Pelz oder im Vogelgefieder. Ameisen verschleppen heruntergefallene Samen.

Die Ringelblume sorgt auf dreifache Weise dafür, daß sie mit dem Wind und mit Hilfe von Tieren verbreitet wird. Das macht die Pflanze sehr erfolgreich, und sie kann sich rasch über weite Entfernungen ausbreiten.

Calendula = kleiner Kalender

Der Name *Calendula* ist eine Ableitung vom lateinischen »calendae«, dem ersten Tage des Monats. Angeblich bekam die Ringelblume diesen Namen, weil sie an vielen calendis (Monaten) blüht. Eine andere Deutung besagt, daß die Blüten der *Calendula*-Arten wie ein Kalender die Bewegung der Sonne angeben. Die Blüte öffnet sich am Morgen, folgt der Sonne von Ost nach West und schließt sich zur Nacht.

Eine Art mit vielen Sorten

Auch die Acker-ringelblume (Calendula arvensis) wird als Heilpflanze verwendet.

Die Ringelblume blüht hellbelb bis orangerot. Innerhalb der Art *Calendula officinalis* gibt es mehrere Sorten. Sie unterscheiden sich in der Blütenfarbe, dem Blühdatum, der Anzahl der Blütenköpfchen, dem Verhältnis der Strahlenblüten zu den Röhrenblüten und darin, wie häufig die einzelnen Fruchtformen vorkommen. Pflanzen verschiedener Sorten lassen sich nur schwer miteinander kreuzen. Gelingt es dennoch, dann sind die Mischlinge steril.

Zur Drogengewinnung baut man überwiegend gefüllte Formen an. Gefüllt heißt, daß sich die Röhrenblüten im Zentrum des Blütenköpfchens in Strahlenblüten umgewandelt haben. Neben *Calendula officinalis* wird noch *Calendula arvensis* medizinisch verwendet.

Die Ringelblume – Steckbrief

- **Name: Gartenringelblume** *(Calendula officinalis)*
- **Charakteristik: einjährige Pflanze**
- **Duft: balsamisch-harzig**
- **Stengel: 30 bis 50 cm hoch, stielrund, wenig verästelt, flaumig behaart**
- **Laubblätter: wechselständig, ungeteilt, die unteren spatelig, die oberen länglich-lanzettlich**
- **Blüte: Blütenköpfchen 2 bis 5 cm breit, außen Strahlen-, innen Röhrenblüten, sitzen einzeln, Blüten gelb bis orangerot**
- **Frucht: ringförmig mit einwärts gekrümmten Samen, drei Formen: Haken-, Kahn- und Larvenfrüchte**

Anwendungen in der alten Volksmedizin

Die Ringelblume hatte in der Volksmedizin ihren festen Platz. Gelehrte, aber auch einfache Menschen kannten und nutzten das Heilkraut. Jedes Kräuterbuch lobte die Ringelblume und ordnete ihr vielfältige Heilkräfte zu. Nach einer kurzen Phase im 19. Jahrhundert, in der sie weit überschätzt wurde, folgte eine lange Zeit des Vergessens. Die Ringelblume überlebte als Schmuckdroge in diversen Teemischungen. Heute wiederentdeckt, findet die Pflanze immer mehr Freunde und Liebhaber.

Ringelblumenverwandte in der Antike

Die wissenschaftliche Beschäftigung mit der Pflanzenwelt begann in der Antike. Als Begründer der Botanik gilt der Grieche Theophrast (373–288 v. Chr.). Er erwähnte eine Pflanze namens »Klymenon«. Nach seiner Beschreibung dürfte es sich dabei um unsere Ringelblume gehandelt haben.

Bereits in der Antike wurde die Ringelblume medizinisch verwendet.

Erste Arzneimittellehren

Auch Padanios Dioskurides, ebenfalls ein griechischer Heilkunder, führte Klymenon auf. Er lebte von circa 40–90 n. Chr. und war Militärarzt unter den römischen Kaisern Claudius und Nero. Von ihm stammt die erste umfassende Arzneimittellehre, die sogenannte »Materia medica«. Darin beschrieb er etwa 600 Heilpflanzen mit Standort, Gestalt, Wirkung, Zubereitung, Anwendung und Dosierung als Arzneimittel. Das waren sämtliche Heilkräuter, die man im Altertum kannte und nutzte.

Sein Werk ist eines der bedeutendsten Bücher der Antike. Es galt vom Mittelalter bis in die Neuzeit als Autorität in der Medizin und Pharmazie. Fast alle Autoren der mittelalterlichen Kräuterbücher nahmen das Werk des Dioskurides zur Grundlage.

Mittelalterliche Klostermedizin

Das Wissen der Antike wurde hauptsächlich in den Klöstern bewahrt und weitergegeben. Kräuterbücher gaben Anleitungen zur Anwendung von Heilpflanzen, die im Klostergarten gediehen, und in den Krankenabteilungen pflegten Mönche und Nonnen die Kranken. Wirklich neues Wissen kam aber nicht hinzu.

Hildegard von Bingen

Hildegard von Bingen empfahl die Ringelblume zur innerlichen und äußeren Anwendung bei verschiedenen Beschwerden.

Erst die Äbtissin des Benediktinerinnenklosters auf dem Rupertsberg bei Bingen, Hildegard von Bingen (1098–1179), schrieb nicht nur von den antiken Autoren wie Dioskurides ab. Sie schöpfte ihr Wissen größtenteils aus eigener Anschauung und Erfahrung und aus den Bräuchen in der Volksmedizin. Die Nonne gilt als erste deutsche Naturforscherin und Ärztin, große Heilkundlerin und Mystikerin.

In ihrer Heilkunde »Physica« und der Arzneikunde »Causae et Curae« äußerte sie sich auch zur Ringelblume. Sie nannte die Pflanze »ringula« oder »ringella«. Ihre Anleitungen sind die ersten sicheren Belege für die Anwendung der Ringelblume als Heilpflanze. Hildegard empfahl die Ringelblume innerlich gegen Verdauungsstörungen und als Gegenmittel bei Vergiftungen von Mensch und Tier.

Ringelblumensalbe nach Hildegard

Hildegard empfahl auch äußerliche Anwendungen der Ringelblume bei Ekzemen und Grind. Sie beschrieb eine Ringelblumensalbe auf der Grundlage von Speck gegen Kopfgrind und empfahl außerdem den folgenden Ringelblumenteig:

»Und wer den Grind am Kopf hat, der nehme Blüten und Blätter der Ringelblume, und er drücke den Saft davon aus, und dann bereite er mit diesem Saft und etwas Wasser und mit Semmelmehl, oder mit Roggenmehl einen Teig, und dann lasse er damit seinen ganzen Kopf mit Tuch und Mütze verbunden, bis es sich erwärmt und bis der Teig zerrissen wird, das heißt »schrinde«, und dann nehme er ihn weg. Und dann bereite er wiederum Teig auf gleiche Weise, und er lege ihn um seinen Kopf, und so tue er während neun Tagen. Und so oft er den Teig von seinem Kopf wegnimmt, so oft habe er eine Lauge aus Ringelblumensaft bereit, und er wasche seinen Kopf ebenso oft damit, und er wird geheilt werden.«

Ringelblumenteig gegen Kopfgrind – ein altes Rezept von Hildegard von Bingen.

Gelbe Blüten gegen Gelbsucht

Viele Jahrhunderte lang suchten Heilkundige ihre Kräuter nach äußeren Zeichen aus. Sie glaubten, wie es Paracelsus ausdrückte, daß »Gott zu jeder Krankheit ein Kräutlein hat wachsen lassen«. Die Pflanze zeige dem aufmerksamen Betrachter ihre Heilwirkung durch ein äußeres Zeichen (Signatur). Das kann ihr Aussehen sein, die Farbe ihrer Blüten, die Form der Blätter und dergleichen. Die Kräutersucher von damals verglichen die Pflanze mit den Krankheitssymptomen und suchten nach Ähnlichkeiten, Gegensätzen und bestimmten Mustern.

Gelbe Blüten sollten beispielsweise die Galle unterstützen. Die Ringelblume fand daher Anwendungen bei Leber- und Gallebeschwerden; insbesondere bei Gelbsucht taucht die Ringelblume immer wieder als Heilmittel auf. Heute mutet dieser Weg über die Signatur seltsam an, damals aber führte er auffallend häufig zu einem medizinisch haltbaren Ergebnis.

Im Mittelalter wurde die Ringelblume aufgrund ihrer gelben Blüten gegen Leber- und Gallenleiden eingesetzt.

Kräuterbücher der Renaissance

Nun war die Ringelblume aus der Volksmedizin und Kräuterheilkunde nicht mehr wegzudenken. Der Botaniker Leonhart Fuchs beschrieb 1543 im »New Kreütterbuch« die »Krafft und Würckung« der Ringelblume so:

»Die blumen von disem kraut in wein jngenossen und getruncken/ bringen den frawen ihre zeit.

Deßgleichen thut auch das kraut in wein gesotten und getruncken.

Es legt auch das zanwee/

so mans also gesotten im mund ein zeit lang helt.

Die blumen und kraut gedörrt/

angezündt un den rauch von unden auffempfangen/

erfordert mit gewalt das bürdlin.

Die blum in die laug gelegt macht schön gelb har.«

Übertragen heißt das: Eine Tinktur aus Ringelblumenblüten, innerlich angewandt, hilft bei Frauenleiden und Schmerzen, insbesondere Zahnweh; der Rauch von Blumen und Kraut leitet die Geburt ein, und die Blüten färben die Haare blond.

Im 16. und 17. Jhd. gehörte die Ringelblume zur Standardausrüstung der Drogisten.

Vielfältiger Nutzen

Um 1660 faßt der Arzt Johann Joachim Becher die Heilwirkung der Ringelblume zusammen:

»Der Leber / Herzen auch / steht bey die Ringelblum /

Sie treibt den Schweiß und Gifft / behält darin den Ruhm

Sie fördert die Geburt / und treibt der Frauen Zeit /

Ein Wasser / Essig und Conseco wir drauß bereit.«

Andere Autoren empfahlen die Ringelblume als Mittel bei Leberleiden: Sie verzehre die Feuchtigkeit und erwärme den Magen. Äußerlich sollten Einreibungen bei Milzbeschwerden, Zahnweh, lahmen Gliedern und Magenentzündung helfen. Ringelblumenwasser, so hieß es, fördere den Schweiß und heile rote und entzündete Augen. Die Salbe galt als erweichend, kühlend und zerteilend bei Geschwülsten und verhärteten Brüsten und sollte bei Brandwunden und Entzündungen helfen. Frauen aßen Eierkuchen mit Ringelblumenblüten, um die Menstruation zu normalisieren.

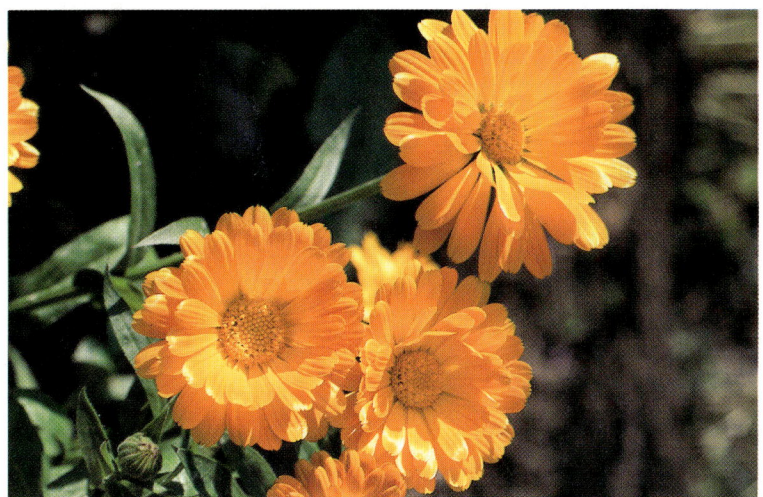

In der Volksheilkunde wurde die Ringelblume als Heilmittel gegen vielerlei Beschwerden eingesetzt.

19. Jahrhundert: Höhepunkt der Verwendung

Viele Jahre lang wurde der Ringelblume eine große Heilkraft zugesprochen. Sie war sehr beliebt, wuchs und gedieh in jedem Kräutergarten, und man wandte sie gegen immer mehr Leiden und Beschwerden an. Blüten und Blätter wurden mit Schmalz gesotten und zu einer Salbe verarbeitet, ein Teeaufguß diente zur äußerlichen und inneren Anwendung. Für Pfarrer Sebastian Kneipp (1821–1897) war die Ringelblume eine Heilpflanze ersten Ranges.

Sebastian Kneipp schätzte die Ringelblume als vielseitige Heilpflanze.

Heilpflanze gegen Krebs?

Schließlich stieg die Ringelblume zu einem Allheilmittel gegen bösartige Geschwüre auf. Zwar können die Carotinoide in der Ringelblume einer Krebsneubildung entgegenwirken, aber damals wurde sie doch überschätzt. Zuerst empfahl der Gelehrte Pierandrea Matthiolus (1500–1577) die Ringelblume bei Krebs und nannte sie »Herba Cancri«.

Im 19. Jahrhundert kam die Naturheilkunde auf. Einer ihrer Begründer war der Arzt Christoph Wilhelm Hufeland (1762–1836). Er brachte die Volksheilkunde mit den neuesten Forschungen der

Wissenschaft zusammen. Hufeland erwähnte die Ringelblume in seinen Schriften als Mittel gegen Krebs, Sebastian Kneipp empfahl sie bei Geschwüren, die »recht bösartig und giftig aussehen«.

Der schwedische Arzt J. P. Westring verbreitete das Rezept: Man nehme drei- bis viermal täglich 0,1 bis 1,2 g Ringelblumenextrakt oder ein Gemisch mit Kamillen- und Opiumtinktur äußerlich als »Lotion anticancéreuse«. Die Ringelblume wurde schließlich zu einem Modemittel, das aber bald wieder verschwand.

> Die Ringelblume fand sogar Eingang in Musik und Literatur.

Ein Ständchen für die Ringelblume

Ein besonderes Denkmal setzten der Dramatiker William Shakespeare (1564–1616) und der Komponist Franz Schubert (1797–1828). Shakespeare dichtete einige Zeilen über die Ringelblume, Schubert vertonte das Gedicht zu einem kleinen Lied. In der ersten Strophe heißt es:

> »Der Ringelblume Knospe
> schließt die goldnen Äuglein auf,
> mit allem, was da reizend ist,
> du süße Maid, steh´ auf!«

Fast vergessen – heute wiederentdeckt

Mit dem Aufstieg der modernen Pharmazie verlor die Ringelblume rasch an Bedeutung. Man nutzte sie lediglich als Schmuckdroge in verschiedenen Teemischungen. Nur die Ringelblumensalbe wurde in der Volksheilkunde weiterverwendet. Man verrieb sie auf dem Leib bei Bauchweh, massierte schmerzende Gelenke und Muskeln damit ein und behandelte Wunden mit ihr. Die innerlichen Anwendungen gingen stark zurück. Heute steht die äußerliche Anwendung im Vordergrund, gerade in der Wundheilung nimmt die Ringelblume wieder eine führende Stellung ein.

Nomen est omen – die Ringelblume im Volksmund

Zu allen Zeiten und in vielen Ländern lieferte die Ringelblume Stoff für Geschichten und Mythen. Sie war bekannt, verbreitet und beliebt. Unzählige Namen erzählen etwas über die ansprechende Pflanze. Hildegard von Bingen nannte sie noch Ringula, daraus wurde später das Ringele, das Gartenringel, Sonnenringel, die Ringelrose und das verniedlichende Ringelröschen.

Die Sonnenbraut

Der große Universalgelehrte Albertus Magnus (1193–1280) nannte die Ringelblume »sponsa solis« – die Sonnenbraut. Sie liebt die Sonne, und ihre Blütenform gleicht der strahlenden Sonnenscheibe. Man kannte damals mehrere Sonnenbräute, zum Beispiel das Gänseblümchen, die Kamille, den Löwenzahn und die Wegwarte.

Viele Sonnenbrautblumen waren bestimmten Göttinnen geweiht; so wurde die Ringelblume der germanischen Freya und später der Maria unterstellt. Noch heute heißt sie im englischen »Marygold«.

Sonnenbräute richten sich nach der Sonne. Sie folgen ihrem Tageslauf, öffnen und schließen ihre Blüten zu bestimmten Sonnenzeiten. Das machte sich der schwedische Naturforscher und Botaniker Carl von Linné (1707–1778) zunutze. Linné hatte beobachtet, daß jede Pflanzenart zu einer ganz bestimmten Tageszeit ihre Blüten öffnet und schließt.

Schließlich pflanzte er in seinem Garten eine Blumenuhr. Sie zeigte ihm jede Zeit zwischen 5.00 Uhr früh und 7.00 Uhr abends

Die Ringelblume öffnet und schließt ihre Blüten nach dem Lauf der Sonne.

an. Wenn die Ringelblume ihre Blüten zuklappte, gab es Mittagessen. Tat es der Sauerklee, war Zeit für den Fünfuhrtee, und wenn die Taglilie ihre Blüten schloß, dann wurde Abendbrot gerichtet. Bei uns liegen die Zeiten anders, denn in Schweden ist es im Sommer viel länger hell als in Mitteleuropa.

Morgenrot und Abendrot – die Blütenfarbe

Viele volkstümliche Namen leiten sich von der gelben bis orangeroten Blütenfarbe ab. Beispiele sind: Gölling, Goldrose, Sonneblom, Geel-golken, Gälwer Dotter, Ziegelbluem, Goldblume, Goldrose, Morrnrod un Abenrod.

Geel ist die Mundart von gelb. Sicher kennen Sie den Kinderspruch: »Safran macht den Kuchen geel«. Häufiger tat es jedoch die Ringelblume. Tatsächlich fälschten findige Betrüger den teuren Safran mit den Blüten der Ringelblume, die man daher auch »Safranblume« nannte. Der Name »Butterblume« zeugt davon, daß die Ringelblume in früheren Zeiten auch zum Färben der Butter verwendet wurde.

Barometer: Regen oder Sonne?

Einst schaute der Bauer auf die Blüten der Ringelblume, bevor er mit seiner Tagesarbeit begann. Wenn sie morgens nach 7.00 Uhr ihre Blüten noch geschlossen hielt, brachte der Tag Regen. Dafür stehen die Namen »Regenblume« sowie »Tag und Nacht«.

Ein Liebestrank

Weit verbreitet war auch der Glaube, die Ringelblume könne die Liebe erwecken. Hieronymus Bock (1498–1554) schreibt: »Etliche Weiber treiben superstition (= Aberglaube) damit / brauchen sie zur bulschafft.« Junge Mädchen eroberten ihren Geliebten mit der

Ringelblume. Wenn man das Kraut in die Fußspuren des Auserwählten pflanzt, dann soll ihn das an das Mädchen binden. Noch heute zählen junge Mädchen gerne die Randblüten: »Er liebt mich, er liebt mich nicht« – woher der Name »Brüdigamsbloom« stammt.

Ewiges Leben

Friedhöfe und Gräber waren beliebte Pflanzorte für die Ringelblume. Sie wurde häufig auch »Kirchhofsblume« genannt. Das hatte einmal praktische Gründe: Sie blüht von Mai bis in den Herbst, gelegentlich noch am Totentag (Allerseelen, 2. November). Zum anderen galt die Ringelblume in der christlichen Symbolik als Sinnbild für die Erlösung nach dem Tode. In einigen Gegenden Frankens schmückte man tote Kinder und verstorbene ledige Personen mit der »Totenblume«. Einige behaupten gar, ihr Geruch erinnere an Leichen.

In der christlichen Symbolik gilt die Ringelblume als Sinnbild für Erlösung.

Stinkerli

So hübsch die Ringelblume auch ist, ihr Duft schmeichelt nicht jeder Nase. Sie riecht balsamisch-harzig, ein Geruch, der meist als unangenehm empfunden und im Namen ausgedrückt wird: Stinkblume, Stinkerde oder Stinkerli. Manchen scheint der Geruch an bestimmte Weine zu erinnern: Weinplueme oder Weinbleaml.

Heilpflanze

Viele weitere Namen für die Ringelblume orientieren sich an ihren Heilwirkungen, wie zum Beispiel »Warzenkraut«. Um die Warzen loszuwerden, wurde ein Pflaster mit Ringelblumensaft und Salz getränkt und auf die Warzen gelegt. Weitere Namen sind »Gelbsuchtrösel« und »Salbenblume«.

In weiten Teilen Frankens war sie als »Schreinersblum« bekannt. Der Name spielt auf die ausgezeichnete Wundheilung der Ringelblume an. Gerade von Schreinern und Tischlern, die sich bei ihrem Handwerk leicht verletzen können, wird sie gern gebraucht.

Der Duft der Ringelblume wird von vielen als unangenehm empfunden.

Inhaltsstoffe der Ringelblume

Art, Menge und Zusammensetzung der Inhaltsstoffe – kurz die Chemie einer Heilpflanze – bestimmt, welchen Nutzen sie für unsere Gesundheit hat. Tatsächlich kennt man die meisten Substanzen der Ringelblume; welcher Stoff aber letztlich für welchen Effekt verantwortlich ist, ist noch nicht endgültig erforscht.

Inhaltsstoffe der Ringelblumenblüten

Inhaltsstoff	Anteil in % des Trockengewichts
ätherisches Öl	0,2–0,3
• Röhrenblüten	bis 0,4
• Zungenblüten	bis 0,12
Glykoside/Saponoside	2–10
(Triterpen-)Alkohole	ca. 5, davon 85% Faradiolester
Sterole	0,06–0,08
Carotinoide	0,02–4,7
Flavonoide	0,33–0,88
• Röhrenblüten	0,33
• Zungenblüten	0,88
Polysaccharide	etwa 15

Ferner enthält die Ringelblume Polyacetylene, Pflanzensäuren, Bitterstoffe, Schleime, Fermente und organische Säuren. Das Samenöl der Ringelblume besteht zu 50 bis 60 % aus Calendulasäure, einer ungesättigten Fettsäure mit ungewöhnlicher Struktur.

Ätherisches Öl

Es sind die leicht flüchtigen Inhaltsstoffe, die den charakteristischen Duft einer Pflanze ausmachen. Die Ringelblume riecht balsamisch-harzig, viele empfinden den Geruch sogar als unangenehm. Die ätherischen Öle dienen der Pflanze zur Abwehr von Mikroorganismen, sie schützen vor Freßfeinden und locken mit ihrem Duft Insekten zur Bestäubung an. Ätherische Öle sind daher im Pflanzenreich recht häufig und in enormer Vielfalt vertreten.

Getrocknete Ringelblumenblüten enthalten zu etwa 0,2 % ätherisches Öl, Röhrenblüten erheblich mehr als Zungenblüten, gelbe Blüten mehr als die orangefarbenen.

Etwa 60 Substanzen aus den Blüten sind mittlerweile bekannt.

Glykoside/Saponoside

Auf die Saponoside entfallen bis zu 10 % des Trockengewichts der Blüten. Man kann sich Saponoside ähnlich wie Seifen vorstellen: Wenn man sie im Wasser löst, dann schäumen sie beim Schütteln auf. Möglicherweise bewirken sie, daß sich zäher Eiter und dickes Sekret auflösen und verflüssigen.

Saponine sind im Pflanzenreich weit verbreitet. Obwohl sie an einen Zuckerteil gebunden sein, schmecken sie meist bitter. Man nimmt an, daß sie Bakterien und Pilze fernhalten.

Triterpenalkohole und Sterole

Diese Gruppe der Alkohole stellt vermutlich die Hauptwirkstoffe insbesondere für die entzündungshemmenden Eigenschaften der Ringelblumenblüten dar. Die Blüten enthalten rund 5 % Alkohole, vorwiegend sogenannte Diole. Den größten Teil nimmt Faradiol ein. Der Gehalt an Triterpenalkoholen geht mit zunehmendem Alter der Blüte zurück. Die höchsten Werte erreichen die Keimlinge, dann folgen die jungen Blätter und schließlich die Blütenknospen.

Die Alkohole sind vermutlich für die entzündungshemmenden Eigenschaften der Ringelblume verantwortlich.

Carotinoide

Hierbei handelt es sich um die Vorstufen des Vitamin A. Die Botaniker unterscheiden zwei Gruppen von Carotinoiden: Die Carotine

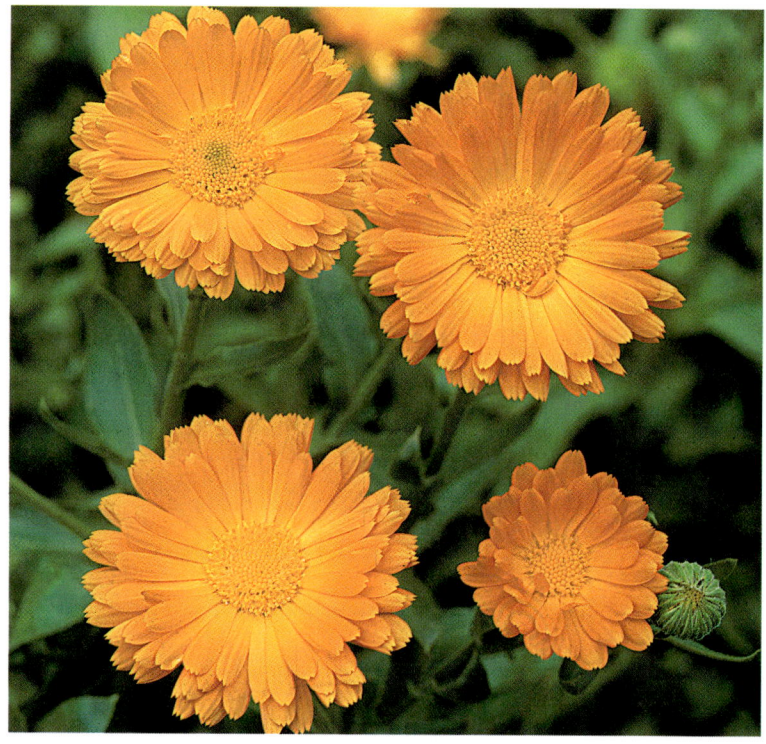

Flavonoide und Xanthophylle verleihen der Ringelblume ihre gelbe Farbe.

enthalten Kohlenwasserstoffe, die Xanthophylle haben zusätzlich Sauerstoff eingebaut. Je nachdem, welche Carotinoide in der Blüte überwiegen, blüht diese orangerot (Carotin) oder gelb (Xanthophyll). Kräftig orangefarbene Zungenblüten haben den höchsten Carotinoidgehalt. Er liegt bei 1,5 %.

Flavonoide

Flavonoide wirken gegen Bakterien, Viren und Pilze.

Flavonoide (lat. flavus = gelb) verleihen der Pflanze eine gelbe Farbe, sie bilden die Grundsubstanz zahlreicher Pflanzenfarbstoffe. Botaniker und Chemiker kennen rund 2000 verschiedene Flavonoide. Sie wirken gegen Viren, Bakterien und Pilze, sind für manche Insekten giftig und schmecken zum Teil bitter.

In den letzten Jahren entdeckte man auch die gesundheitliche Wirkung der Flavonoide. Immerhin nehmen wir mit unserer Nahrung täglich zwischen 50 und 1000 mg Flavonoide auf. Sie verbessern die Durchblutung, kräftigen die Blutgefäße und verdünnen das Blut. Ferner schützen sie Leber, Niere und Magenschleimhaut, fördern den Gallefluß und erhöhen unsere Widerstandskraft gegen viele Krankheitserreger.

Die Ringelblumenblüten enthalten größere Mengen an Flavonoiden.

Phenole, Gerbstoffe

Die Ringelblumenblüte enthält eine Reihe von Gerbstoffen; dies sind komplizierte chemische Verbindungen, welche die Haut dazu bringen, sich zusammenzuziehen. Sie verbessern die Wundbehandlung, lindern Entzündungen und Durchfall und verringern die Infektionsgefahr. Außerdem beruhigen sie Magen und Darm und helfen bei entzündeter Blase und Hämorrhoiden.

Calendula-Samenöl

Aus den Früchten kann man Samenöl gewinnen, das nicht verwechselt werden darf mit dem Calendulaöl. Calendulaöl gewinnt man aus Blüten, die man in ein hochwertiges Pflanzenöl gibt. Das Samenöl dagegen ist ein fettes Öl. Es besteht zu etwa 60 % aus der Calendulasäure, zu 40 % aus Linolsäure und weiteren zum Teil seltenen Fettsäuren.

So wirkt die Ringelblume

- Sie heilt Wunden
- Sie schützt Haut und Schleimhäute
- Sie hemmt Entzündungen und Geschwüre
- Sie wirkt gegen Viren, Bakterien und Pilze
- Sie stimuliert die Abwehr
- Sie regt die Verdauung an
- Sie senkt den Cholesterol- und Fettspiegel
- Sie wirkt gegen einige Typen von Krebszellen
- Sie hilft Herz und Kreislauf
- Sie lindert Frauenbeschwerden

Die Ringelblume richtig anwenden

Die Ringelblume liegt wieder im Trend. Die einen genießen Ringelblumentee als wohltuendes Getränk, die anderen schätzen ihren hohen gesundheitlichen Wert. Pharmazeuten bereiten aus den Blüten Tinkturen, Öle, Säfte und Cremes. Ärzte verschreiben Salben zur besseren Wundheilung, und der Handel bietet eine Vielzahl von Fertigpräparaten an. Doch welche dieser Zubereitungen hilft wann am besten?

Das Kraut (Calendula herba)

Hierzu zählt der Apotheker alle oberirdischen Teile der Ringelblume:

- den grünen Sproß,
- die Blätter und
- die ganzen Blüten.

Die Volksmedizin kennt viele innerliche Anwendungen: So soll ein Tee bei Magenbluten, Geschwüren, Krämpfen, Drüsenanschwellungen, Gelbsucht, Bleichsucht und Milzleiden helfen.

Verwenden Sie in der Blütezeit (Mai bis Oktober) am besten frische Pflanzen.

Die Blüten (Calendula flos)

Man kann die ganzen Blütenköpfchen oder nur die Blütenblätter verwenden. Zu den ganzen Blütenköpfchen sagt der Apotheker »Calendula flos cum calice«, das heißt wörtlich übersetzt: Ringelblumenblüten mit Kelch. Der Kelch aus kleinen grünen Blättchen bildet die Schale, welche die vielen Einzelblüten trägt.

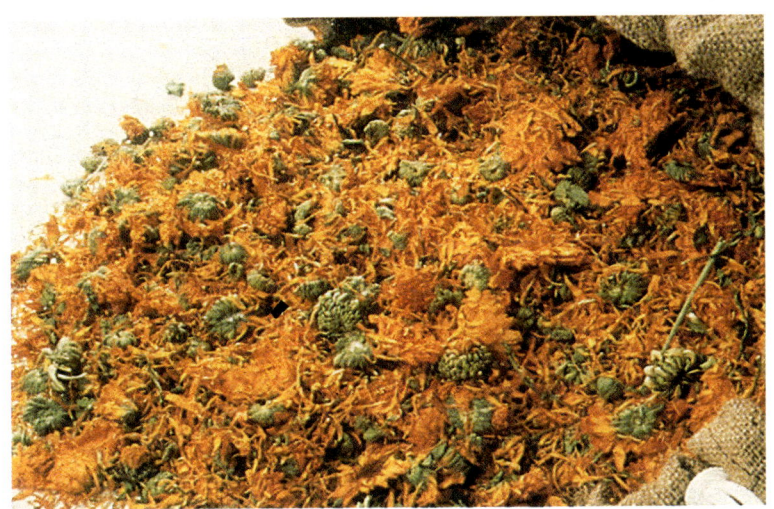

*Ringelblumenblüten
mit Kelch*

Das Deutsche Arzneibuch (DAB) schreibt vor, nur »Calendula flos sine calice« zu verwenden – Ringelblumenblüten ohne Kelch. Man geht noch weiter, indem man nur die äußeren Zungenblüten abzupft und ausschließlich diese verwendet. Damit erzielt man die höchsten Konzentrationen an wirksamen Inhaltsstoffen der Blüten.

Wo bekommen Sie die Kräuter?

Sie können die Ringelblume selbst ziehen. Dazu brauchen Sie nicht einmal einen Garten, ein sonniger Balkon reicht völlig aus. Apotheken, Reformhäuser, manche Drogerien und Naturkostläden verkaufen getrocknete Kräuter. In Naturläden bekommen Sie die Kräuter meist preiswerter als in Apotheken. Dafür garantiert aber der Apotheker einen gewissen im Arzneibuch vorgeschriebenen Mindeststandard. Er muß das Kraut auf mögliche Verfälschungen und seinen Wirkstoffgehalt untersuchen. Was den Anforderungen nicht entspricht, darf er auch nicht verkaufen.

Aus den getrockneten Ringelblumenblüten können Sie alle Zubereitungen selbst herstellen: Tee und Teemischungen, Aufgüsse, Tinkturen, Ölauszüge, Salben, Badezusätze und mehr. Es ist oft einfacher, als man denkt; Rezepte finden Sie auf Seite 63ff und 79ff. Kräuter haben gegenüber Fertigprodukten ihre Vorteile:

Vorteile von Kräutern gegenüber Fertigprodukten

■ Trocken und in gut verschlossenen dunklen Gläsern können Sie Kräuter ein Jahr lang aufbewahren.

■ Sie bereiten sich jeweils nur die Menge Tinktur, Salbe oder anderes zu, die Sie tatsächlich brauchen.

■ Sie können die Zubereitungen ganz Ihren individuellen Bedürfnissen anpassen.

Aufgüsse und Tees

Tee aus den Blüten der Ringelblume schmeckt und tut gut. Sie können ihn trinken, wann immer und so viel Sie wollen – und Ihre

Ringelblumenblütentee

- Schneiden Sie die Blüten klein, und streuen Sie für jede Tasse 1 bis 2 TL Kraut in die Teekanne. Ein Teelöffel entspricht knapp einem Gramm.
- Dann übergießen Sie die Blüten mit der entsprechenden Menge kochendem Wasser und lassen es etwa zehn Minuten lang zugedeckt ziehen, wobei Sie gelegentlich umrühren.
- Anschließend seihen Sie das Kraut durch ein Teesieb oder einen Papierfilter ab.
- Süßen Sie möglichst gar nicht, und wenn doch, dann mit Honig oder Fruchtzucker.
- Der Tee schmeckt am besten, wenn Sie ihn langsam und schluckweise trinken. Auf nüchternen Magen genommen, kann der Körper die Inhaltsstoffe optimal aufnehmen.

ganze Familie mit. Ein Aufguß ist nichts anderes als ein Tee, nur daß er für eine äußerliche Anwendung vorgesehen ist. Manchmal ist es angebracht, ihn konzentrierter anzusetzen als einen Tee.

Wenn Sie den Tee nicht mit kochend heißem Wasser übergießen, sondern das Wasser erst etwas abkühlen lassen, bleiben mehr ätherische Öle im Tee enthalten.

Etwas einfacher ist die Zubereitung mit einem Teebeutel. Dies ist praktisch, und Sie haben jeweils die gleiche Dosis. Da das Kraut sehr feingeschnitten ist, lösen sich die Wirkstoffe schneller heraus. Zwar ziehen Teeliebhaber loses Kraut vor, doch muß die Qualität des Beuteltees keineswegs schlechter sein. Es gibt allerdings große Unterschiede zwischen den einzelnen Herstellern. Hochwertige Tees haben ihren Preis.

Einfacher und praktischer ist die Zubereitung mit dem Teebeutel.

Anwendungsformen
Teekur bei inneren Krankheiten

Zur Therapie innerer Krankheiten nutzt man Ringelblumentee heute nur selten. Das war nicht immer so. Die Volksmedizin kennt zahlreiche Anwendungen, insbesondere bei Verdauungsproblemen, bei Frauenleiden und zur Behandlung von Hautinfektionen und Gürtelrose.

Der Handel bietet Erkältungs- und Beruhigungstees, Magen-, Darm- und Galletees sowie Blasentees mit Ringelblumenblüten an. Keine dieser Anwendungen ist tatsächlich belegt, doch gilt eine leichte krampflösende Wirkung und die Beeinflussung der Galleausscheidung als sicher. Außerdem stärkt ein Ringelblumentee die Abwehrkräfte. Die hübsche Blüte verleiht jeder Teemischung eine ansprechende Farbe.

Eine drei- bis vierwöchige Kur mit Ringelblumenblütentee steigert die Abwehrkräfte.

Wenn Sie mit Ringelblumenblütentee Ihre Abwehr stärken, Leiden und Krankheiten kurieren oder ihnen vorbeugen wollen, sollten Sie eine Teekur mit hochwertigen Kräutern durchführen. Das heißt, Sie trinken etwa 3 bis 4 Wochen lang jeweils einen Liter frisch zubereiteten Tee pro Tag – zum Frühstück, zum Mittagessen, als Fünfuhrtee und zum Abendessen. So erreichen sie eine ausreichend hohe Dosis, und die Blüten können ihre gesundheitlichen Wirkungen voll entfalten.

Gurgellösung bei Entzündungen im Mund- und Rachenraum

Als Gurgelmittel hat sich der Ringelblumenblütentee vielfach bei Entzündungen im Mund und Rachen sowie bei empfindlichem Zahnfleisch bewährt:

- Spülen oder gurgeln Sie mehrmals täglich mit dem noch warmen Aufguß.
- Gurgeln Sie mindestens eine Minute ohne Unterbrechung.
- Für eine Mundspülung brauchen Sie etwa fünf Minuten.

Aufgüsse und Tees aus den Blüten der Ringelblume sind vielseitig anwendbar.

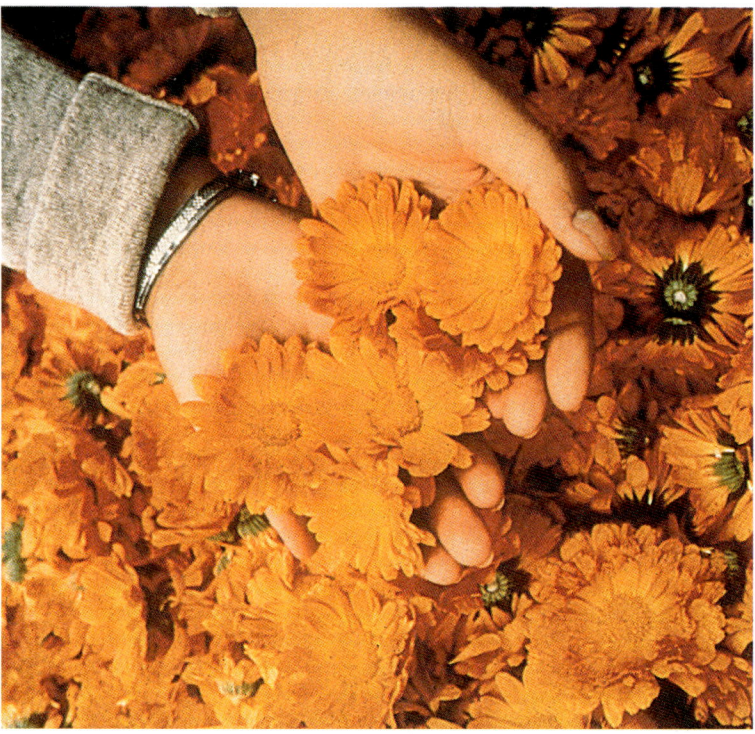

Umschläge und Kompressen zur Wundheilung

Heute überwiegen die äußerlichen Anwendungen der Ringelblumenblüten – zu Recht, denn ihre wohltuende und heilende Wirkung ist unbestritten und nur schwer zu übertreffen. In der Pflege entzündeter, strapazierter Haut und in der Wundheilung liegen die großen Stärken der Ringelblumenblüten. Generell gilt: Feuchte Wunden feucht behandeln, trockene Wunden trocken.

> Behandeln Sie feuchte Wunden feucht, trockene Wunden trocken.

Bei frischen Wunden oder chronischen Geschwüren sollten Sie die Wirkstoffe konzentrieren:

- Dazu übergießen Sie 4 bis 5 EL Kräuter mit 250 ml kochendem Wasser.
- Lassen Sie das Ganze 10 Minuten ziehen.
- Dann seihen Sie ab und lassen den Aufguß erkalten.
- Durchtränken Sie ein Leinentuch oder ähnliches Material mit dem Aufguß und legen Sie es locker auf die Wunde.
- Abschließend legen Sie ein größeres Tuch darüber und lassen den Aufguß etwa 15 Minuten einwirken.

Umschlag für frische Wunden und chronische Geschwüre

Tinkturen, Extrakte, Ölauszüge

Darunter versteht man alle nicht-wäßrigen Auszüge der Ringelblumenblüten. Das heißt, nicht Wasser zieht die Wirkstoffe aus den Blüten, sondern Alkohol oder Öl. Je nach Lösungsmittel enthält die Zubereitung unterschiedliche Inhaltsstoffe:

- Tinktur ist ein Auszug aus getrockneten Ringelblumenblüten mit einem 70%igen Alkohol. Tinkturen stellt man in der Regel im Verhältnis 1 : 5 oder 1 : 10 her: Auf 1 Teil Droge kommen 5 oder 10 Teile Alkohol. Tinkturen werden zu Säften verdünnt oder als Tropfen angeboten.
- Bei einem Extrakt entfernt man später das Lösungsmittel wieder.
- Für Ölauszüge gibt man die Blüten in ein geeignetes hochwertiges Pflanzenöl, zum Beispiel Oliven-, Erdnuß- oder Mandelöl,

und läßt sie einige Zeit stehen. Dabei gehen die fettlöslichen Inhaltsstoffe in das Öl über. Die Pharmazeuten verarbeiten die Ölauszüge weiter zu Salben.

Tips zur Anwendung

- **Einnehmen: In akuten Fällen 15 bis 20 Tropfen stündlich, ansonsten 15 bis 30 Tropfen drei- bis viermal täglich. Geben Sie die Tropfen in etwas Mineralwasser oder Fruchtsaft.**
- **Gurgellösung: Zum Gurgeln nehmen Sie alle zwei Stunden eine 2%ige Lösung der Tinktur.**
- **Tupfer: Verwenden Sie die Tinktur unverdünnt.**
- **Kompressen, Umschläge: Üblicherweise verdünnt man die Tinktur 1 : 3 mit frisch abgekochtem Wasser.**
- **Massagen, Einreibungen: Verwenden Sie den Ölauszug.**

Salben und Cremes

Die meisten Fertigsalben enthalten zwischen 2 und 5 g, gelegentlich
auch 10 g Ringelblumenblüten je 100 g Salbe. Sie können auch
selbst Salben auf einfache Weise herstellen, genaue Anleitungen
finden Sie auf Seite 82ff.

Aufgüsse und Tees enthalten die wasserlöslichen Inhaltsstoffe
der Ringelblumenblüten, Tinkturen die alkohollöslichen und Öl-

Salbe zum Eincremen

Tragen Sie mehrmals täglich die Salbe auf die betroffene Hautstelle dick auf (gegebenenfalls über Nacht mit Mull ab-decken). Wenn Sie Hände oder Füße eingecremt haben, emp-fiehlt es sich, Baumwollhandschuhe oder Socken darüberzu-ziehen.

auszüge die fettlöslichen. Sie unterscheiden sich jeweils in ihrer Wirkung. Die besten Ergebnisse erzielen Sie, wenn Sie möglichst viele Zubereitungen miteinander kombinieren.

Fertigpräparate

Apotheken, Reformhäuser, Drogerien und Naturkostläden bieten eine Vielzahl von Ringelblumenprodukten an. Das Angebot reicht von Teemischungen über Salben, Öle und Tinkturen bis hin zu fertigen Pflegeprodukten, Kosmetika und Arzneien.

Achten Sie vor dem Kauf auf die Zusammensetzung des Produktes: Enthält es eine ausreichende Menge Calendula? Welche sonstigen Inhalts- und Zusatzstoffe sind angegeben?

> Achten Sie bei Fertigprodukten darauf, daß diese genügend Calendula enthalten.

Tee

Ringelblumenblüten finden Sie pur oder in rund 80 verschiedenen Teemischungen. Die meisten enthalten Ringelblume nur als schmückende Beigabe. Achten Sie auf die Mengenangaben.

Pflegeprodukte und Kosmetika

Verschiedene Hersteller, wie zum Beispiel Bioforce, Theiss Naturwaren, Wala, Weleda, bieten unterschiedliche Ringelblumen-Präparate an:

- **Gesichtspflege:** Gesichtsöl, Reinigungsmilch, Maske, Tages- und Nachtcreme, Nährcreme, Gel, spezielle Augenpflegemittel
- **Körperpflege:** Haut- und Körperöl, Pflanzenseifen, Hautbalsam, Fußbalsam, Lotion, Badezusatz, Tinktur und Salbe
- **Haarpflege:** Haarbalsam, Shampoo
- **Baby- und Kinderpflege:** Babycreme, -puder, -pflegemilch, Kindercreme, -öl, -puder

Arzneien

Präparate zur Wundbehandlung, Blutstillung und zur Behandlung von Narben:

- Calendumed Creme und Calendumed Salbe, beides homöopathische Arzneimittel von der DHU, Urtinktur
- Dr. Theiss Ringelblumen Heilsalbe von Naturwaren, Urtinktur
- Weleda Calendula-Essenz und -Salbe 10%; beides sind Heilmittel auf anthroposophischer Grundlage, Calendula herba

Präparate bei Krampfadern, Venenentzündung, zur Wundheilung, auch bei Brandwunden:
- Dr. Theiss Ringelblumensalbe von Naturwaren; 100 g Salbe enthalten den Auszug aus 10 g Ringelblumenblüten sowie Schweineschmalz und Maiskeimöl

Ringelblumensalbe dient zur Behandlung von Wunden, Narben, Krampfadern und Brandwunden.

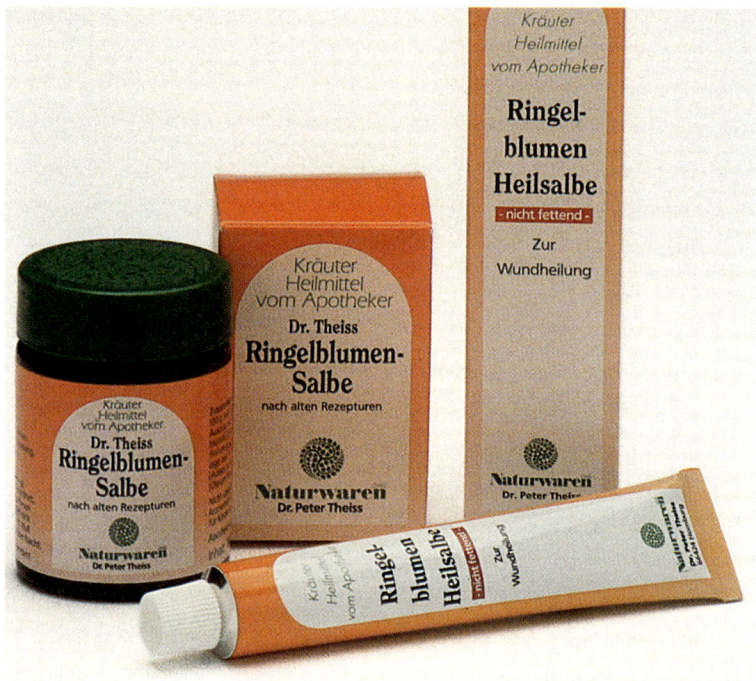

Präparate gegen Erkältungskrankheiten, Halsentzündung und Mund- und Rachentherapeutika enthalten neben anderen pflanzlichen Auszügen ebenfalls Bestandteile der Ringelblume.

Wichtig für die Selbstbehandlung

1. Eine Selbstbehandlung kann immer nur der erste Schritt sein. Häufig reichen die »volkstümlichen« Maßnahmen für eine Heilung aus, aber zögern Sie nicht zum Arzt zu gehen, wenn

   - sich die Symptome verschlimmern oder
   - die Behandlung nach zwei Wochen immer noch keinen Erfolg zeigt.

   Unter Umständen verzögern Sie sonst eine frühzeitige Diagnose und wichtige Behandlungsschritte.

2. Große Wunden, innere Verletzungen und schlimme Verbrennungen sollten Sie immer von einem Arzt begutachten lassen.

3. Gegenanzeigen, Wechsel- oder Nebenwirkungen für Anwendungen der Ringelblume sind unbekannt. Die Ringelblume gehört zu den sichersten, über Jahrhunderte hinweg erprobten Heilpflanzen.

4. Die Ringelblume verzeichnet ein weiteres dickes Plus. Sie ist ausgesprochen gut verträglich und kann auch von Allergikern fast immer problemlos benutzt werden.

   Die allermeisten Korbblütler enthalten sogenannte Sesquiterpenlaktone. Die Pflanzen speichern diese Stoffe in den Drüsenhaaren, oder sie überziehen ihre Oberfläche damit. Wenn wir die Pflanze anfassen, gelangt die Substanz zwangsläufig auf die Haut und oft auch auf die Schleimhäute. Das kann unangenehm werden, mitunter sogar Allergien auslösen. Bei der Ringelblume fand man bisher kein einziges Sesquiterpenlakton. Das macht sie so überaus verträglich.

Die Ringelblume ist selbst für Allergiker gut verträglich.

Die Ringelblume in der Wundheilung

Verletzungen und kleinere Wunden sind etwas Alltägliches. Wir schürfen uns die Haut ab, oder sie reißt ein, wir schneiden oder stechen uns. Das tut weh und blutet. Meist heilt die Wunde von allein wieder, manchmal entzündet sie sich und vereitert. In sehr seltenen Fällen kann es zu einer Blutvergiftung oder Tetanusinfektion kommen. Vorsicht ist also angebracht.

So heilt eine Wunde

Keine Heilpflanze heilt offene Wunden aller Art besser als die Ringelblume. Ob Schnitt-, Riß-, Stich-, Schlag- oder Quetschwunde – die Essenzen aus den Ringelblumenblüten helfen. Ihre Wirkstoffe hemmen Entzündungen, wirken gegen Bakterien und regen die Neubildung des Gewebes an. Calendula bewährt sich ganz besonders bei chronischen, schlecht verheilenden und eiternden Wunden.

In der Behandlung von Wunden ist die Ringelblume unübertroffen.

Zuerst das Chaos ...

Jede Verletzung bringt das Gewebe gewaltig durcheinander. Zellen zerfetzen, Blut fließt, wo es nicht hingehört, Gewebeflüssigkeit tritt aus; auch die Wärme ist nicht mehr ordentlich verteilt. Verunreinigungen und Keime dringen ein.

... dann abdichten ...

Unmittelbar nach der Verletzung bricht eine Kaskade los, an deren Ende ein Blutgerinnsel den Wundspalt verschließt. Wir kennen das als Schorf. Eine verletzte Haut kann das Körperinnere nicht mehr schützen, deshalb wird zuerst die gefährliche Öffnung verschlossen und abgedichtet.

Schorf ist eine Art Notlösung, bis die natürliche Grenze zwischen innen und außen wiederhergestellt ist. Die Infektionsgefahr ist extrem hoch. Viren, Bakterien und Pilze haben ungehindert Zugang ins Körperinnere. Eiterbildung ist immer eine Folge der Infektion.

... und aufräumen ...

Unter dem Schorf beginnt das Aufräumen. Abwehrzellen jagen eingedrungene Keime, die Freßzellen verschlingen Zelltrümmer und Schmutzpartikel. Abgestorbenes Gewebe und zerfetzte Fasern werden weggeräumt. Diese entzündlichen Prozesse müssen erst ausheilen, bevor der Körper den Schaden reparieren und neues Gewebe bilden kann.

... zum Schluß: der Wiederaufbau

Vom Wundrand her wachsen neue Blutgefäße in die Wunde ein. Sie transportieren den Zellmüll ab und bringen Nährstoffe heran. Zellen, die neues Bindegewebe und Kollagenfasern bilden – die sogenannten Fibroblasten –, teilen sich und wandern in das Blutgerinnsel ein. Am Tag schaffen sie 0,2 mm, das geht langsam, aber stetig.

Neues Bindegewebe verschließt die Wunde, Kollagene machen das Gewebe elastisch und reißfest. Die Wundoberfläche sieht nun granuliert aus, man nennt das neugebildete Bindegewebe deshalb auch Granulationsgewebe. Später wandelt es sich in die Narbe um.

Kleinere Wunden verheilen rasch, ohne Granulationsgewebe und spätere Narben. Als letztes erholt sich die äußerste Hautschicht, das Epithel.

Die Epithelzellen teilen sich und arbeiten sich vom Rand her in den Wundspalt vor. Nach und nach überziehen sie das Bindegewebe. Diese letzte Phase kann sehr langsam verlaufen.

> Welche Inhaltsstoffe der Ringelblume die Wundheilung begünstigen, ist noch unklar.

Die Experten streiten noch, welche Substanz (oder Substanzen) der Ringelblumenblüten letztlich die Wundheilung vorantreibt. Tatsache ist, daß zahlreiche Faktoren mitspielen und sich in ihren Wirkungen gegenseitig bedingen. Auf alle Fälle liefert die Ringelblume erstaunlich gute Ergebnisse, auch und gerade bei eiternden und schlecht heilenden Wunden.

Versorgung von Haut- und Schürfwunden

■ Reinigen Sie die Wunde mit einer Calendulatinktur. Dazu die Tinktur 1 : 5 mit Wasser verdünnen, das entspricht 1 TL Tinktur auf 2 EL Wasser. Alternativ können Sie einen Aufguß aus 1 EL Ringelblumenblüten in 1/2 l Wasser verwenden.

■ Durchtränken Sie ein Leinenläppchen (eine Mullkompresse oder ein Waschlappen geht auch) mit der Tinktur bzw. dem Aufguß und legen Sie es auf die Wunde. Es soll locker liegen und feucht bleiben. Das Wasser muß verdunsten können (also kein Verband!).

Den Umschlag müssen Sie erneuern, sobald er trocken und warm wird, gegebenenfalls ist das schon nach 10 Minuten nötig.

So hilft die Ringelblume

- Sie unterbindet das Treiben eiterbildender Bakterien und verhindert Wundinfektionen.
- Sie stimuliert die Abwehr. Es werden mehr Freßzellen gebildet, die Gewebetrümmer, Fremdkörper und Mikroorganismen verschlingen.
- Sie hemmt Entzündungen.
- Sie stellt Vorstufen des Vitamin A, die Carotinoide, für die Kollagensynthese zur Verfügung. Carotinoide aktivieren den Stoffwechsel und fördern die Bildung des Granulationsgewebes.

So behandeln Sie die Wunde dreimal täglich je 1 bis 2 Stunden lang. In der Zwischenzeit wickeln Sie eine feuchte Kompresse um die verletzte Stelle.

◼ Wenn die Wunde trocken ist, beginnt die Phase der Ausheilung. Nun können Sie eine 10%ige Calendulasalbe verwenden. Tragen Sie die Salbe immer sehr dünn und hauptsächlich auf den Wundrändern auf.

◼ Bewährt hat sich auch folgender Aufguß für einen Umschlag: 40 g Kamillenblüten, 35 g Salbeiblätter, je 30 g Eichenrinde und Malvenblätter und 25 g Ringelblumenblüten.

Lassen Sie größere, stark blutende Wunden und Platzwunden vom Arzt versorgen.

Schlecht heilende Wunden und Geschwüre

◼ Tränken Sie eine Mullkompresse mit Ringelblumentinktur oder -tee, legen Sie die Kompresse auf die Wunde und ziehen Sie einen Strumpf darüber.

◼ Wechseln Sie häufig den Umschlag, denn die Wunde muß feucht bleiben. Sie darf nicht austrocknen.

◼ Kombinieren Sie die Behandlung gegebenenfalls mit Johanniskraut, Arnika, Kamille und Perubalsam.

Bei schlecht heilenden oder eitrigen Wunden können Sie es auch mit kalten Umschlägen aus folgender Zubereitung versuchen:

◼ Übergießen Sie 3 gehäufte EL Ringelblumenblüten mit 0,3 l kochendem Wasser, lassen Sie das Ganze 10 Minuten ziehen und seihen Sie dann ab.

◼ Den Auszug geben Sie in ein Gefäß. Den Kräuterrückstand lassen Sie nochmals mit 0,2 l Wasser für 10 Minuten kochen.

◼ Beide Auszüge gießen Sie durch einen Papierfilter, lassen das Ganze abkühlen und tränken damit ein sauberes Tuch.

◼ Das Tuch legen Sie locker auf die Wunde und decken es mit einem größeren Leinentuch ab.

◼ Wechseln Sie häufig den Umschlag, damit die Wunde feucht bleibt.

Vorsicht: Schlecht heilende Wunden dürfen nicht austrocknen.

Heilen und pflegen von A bis Z

Abszeß

Symptome: Eitriges Geschwür, das pocht, pulsiert oder klopft.
Hintergrund: Abszesse werden durch Bakterieninfektionen hervorgerufen.
Behandlung: Mit Ringelblumentee eine heiße Kompresse bereiten. Hilfreich sind auch Umschläge aus Ringelblumentinktur, verdünnt mit warmem Wasser. Calendulasalbe ein- bis mehrmals täglich auftragen.

Akne

Gegen Akne hilft eine Salbe oder Tinktur aus der Ringelblume.

Symptome: Pickel, Pusteln und Mitesser im Gesicht, auf der Brust und am Rücken, die häufig vereitern.
Hintergrund: Unter Akne leiden häufig Jugendliche zwischen dem 12. und 25. Lebensjahr als Folge der Hormonumstellung. Aber auch Erwachsene bleiben nicht verschont. Viele Frauen entwickeln Akne während einer Schwangerschaft oder in den Wechseljahren. Übermäßiges Sonnen kann bei empfindlichen Menschen die Mallorca-Akne hervorrufen. Weitere Ursachen für Akne sind eine unausgewogene Ernährung, eine zu starke Talgproduktion bei fettiger Haut, wodurch die Drüsengänge verstopft werden, Reizstoffe und chemische Substanzen.
Behandlung: Betroffene Hautpartien mit Ringelblumensalbe oder -tinktur einreiben; Dampfbad.

Analfissur, Afterjucken

Siehe Hauteinrisse, Seite 47.

Aphthen, Mundfäule

Symptome: Wie Mundschleimhautentzündung. Hinzu kommen linsengroße, gelblich-weiße Beläge auf der Zunge, Fieber, starke Schmerzen, übler Mundgeruch, Speichelfluß. Essen und Trinken sind kaum möglich, die Lymphdrüsen sind geschwollen, die Haut um den Mund herum ist infiziert.

Hintergrund: Aphthen sind kleine, sehr schmerzhafte, durch Herpes-Viren hervorgerufene Geschwüre in der Mundschleimhaut. Häufig erkranken Kleinkinder an Aphthen, weil sie noch gerne alles in den Mund nehmen. Die Krankheit ist sehr ansteckend. Arzt und Zahnarzt müssen nach den Ursachen forschen, denn schlimmstenfalls können die Zähne ausfallen.

Behandlung: Mehrmals täglich mit Ringelblumentee gurgeln. Reinigen Sie täglich die Zahnbürste, und wechseln Sie sie jede Woche.

Vorsicht: Aphthen sind äußerst ansteckend.

Ausschlag (Dermatitis)

Symptome: Rötung, Flecken, Bläschen, Pusteln, Quaddeln über eine größere Hautfläche. Häufig mit Juckreiz verbunden.

Hintergrund: Ein akuter Hautausschlag ist meist das Symptom einer anderen Krankheit. Gerade die klassischen Kinderkrankheiten – Windpocken, Scharlach, Masern, Röteln – erkennt man am charakteristischen Hautausschlag. Ausschläge treten auch bei Allergien oder Überempfindlichkeitsreaktionen auf.

Behandlung: Die zugrundeliegende Infektion muß behandelt werden. Bei allergischen Reaktionen ist der Auslöser zu meiden. Feuchte Ausschläge mit Kompressen und Umschlägen behandeln, trockene eincremen.

Lassen Sie Hautausschläge immer vom Arzt untersuchen!

Besenreiser

Siehe Krampfadern, Seite 49.

Bienen- und Wespenstich

Symptome: Schmerzhafter Stich, schwillt rasch an.

Hintergrund: Bei Stichen in den Mund oder Rachen müssen Sie sofort zum Arzt. Gleiches gilt, wenn Sie allergisch auf Bienen- oder Wespengift reagieren.

Behandlung: Den Stich mit kaltem Wasser oder Eiswürfeln kühlen. Calendula-Umschläge nehmen den ersten Schmerz, verhindern ein übermäßiges Anschwellen und beugen Entzündungen vor. Die Haut rund um den Einstich mit Extrakt bestreichen und/oder Umschläge mit 1 TL Extrakt auf eine halbe Tasse Wasser.

Bluterguß (Hämatom)

Symptome: Hell- bis dunkelblauer Fleck.

Hintergrund: Nach einer stumpfen Verletzung sammelt sich Blut im weichen Gewebe.

Behandlung: Zuerst kühlen Sie die verletzte Stelle unter fließend kaltem Wasser, dann 30 Minuten lang mit Eiswürfeln oder naßkalten Handtüchern. Danach mehrmals täglich mit Tinktur oder Salbe einreiben. Kompressen mit Tinktur. Bei stumpfen Verletzungen gegebenenfalls auf Arnika ausweichen (siehe auch »Stumpfe Verletzungen«, Seite 57).

Brandwunden

Siehe Verbrennungen, Seite 59.

Brustwarzen-Entzündung (Trockene Dermatose)

Symptome: Schmerzen, Fieber, Rötung, knotige Verhärtungen, blutende Warzen (Mammae).

Hintergrund: Entzündung der weiblichen Brustdrüse der stillenden Mutter. Tritt meist in der zweiten bis vierten Woche nach der Entbindung auf. Erreger ist in über 90 % der Fälle das Bakterium Staphylococcus aureus. Die Übertragung erfolgt vor allem beim Stillen vom Kind auf die Mutter. In rund 90 Prozent aller Fälle ist die Brustwarze der Mutter nach dem Stillen mit Staphylokokken besiedelt.

Behandlung: Brustwarzen sorgfältig mit Ringelblumensalbe eincremen.

Verreiben Sie nach dem Stillen etwas Milch auf der Brustwarze – das schützt vor Entzündung.

Dermatitis, Dermatosen

Symptome und **Hintergrund:** Dermatitis ist eine entzündliche Hautreaktion, die sich als Ausschlag oder Ekzem äußert (siehe Seite 41 und 43). Mit Dermatose bezeichnet der Arzt allgemein eine Hautkrankheit.

Ekzeme

Symptome: Sehr unterschiedliche Ausprägungen; Ekzeme können trocken sein oder nässen, jucken oder schuppen, Bläschen oder Krusten bilden, das ist individuell sehr unterschiedlich;meist chronischer Verlauf. Häufig entzünden sich die betroffenen Stellen.

Hintergrund: Ekzemen liegen komplexe Hauterkrankungen wie Neurodermitis zugrunde, oder es sind Unverträglichkeitsreaktionen. Ekzeme können auch Begleitsymptome anderer Erkrankungen sein. Ist die Ursache unklar oder verschwinden die Ekzeme nicht innerhalb von zwei Wochen, sollten Sie unbedingt einen Arzt aufsuchen.

Behandlung: Feuchte, nässende Ekzeme feucht behandeln. Leinenläppchen mit körperwarmem Ringelblumentee tränken.

Lassen Sie Ekzeme immer vom Arzt untersuchen.

Was noch bei Ekzemen hilft

- Feuchte Auflagen mit einem Stiefmütterchenaufguß unter Zusatz von 5%igem Eichenrindenextrakt.
- Einpinseln mit einer zinkhaltigen Calendula-Essenz (aus der Apotheke).
- Ekzemtee: Birkenblätter, Frauenmantelkraut, Gundelrebe, Löwenzahnwurzel und -kraut und Ringelblume zu gleichen Teilen mischen: 3 EL der Mischung mit 1 l Wasser überbrühen, das ergibt eine Tagesmenge.
  Teekur: Trinken Sie 3 Wochen lang täglich einen Liter des Tees, dann folgt eine Woche Pause. Wiederholen Sie die Kur dreimal hintereinander.

Feuchte Umschläge und Kompressen häufig wechseln. Achten Sie darauf, daß Sie nicht unterkühlen. Bei trockenen Ekzemen wirkt die Salbe gut bis sehr gut, alternativ können Sie Ölauszüge anwenden. Sind größere Hautpartien betroffen, dann bringt ein Ringelblumenbad Linderung.

Erkältung

Symptome: Husten, Schnupfen, Heiserkeit, Niesen, Halsweh, Kopf- und Gliederschmerzen, Abgeschlagenheit und Fieber.
Hintergrund: Etwa 30 verschiedene Virusarten lösen Erkältungen aus. Sie schlagen vor allem im Frühjahr und im Herbst zu, wenn der Körper durch den Wechsel der Jahreszeiten besonders gefordert ist.
Behandlung: Mehrmals täglich mit einem Calendula-Aufguß spülen und gurgeln.

Frostbeulen

Symptome: Rundliche, teigige, blaurote Schwellung, die beim Erwärmen juckt und brennt.

Erkältungstee

Stellen Sie eine Kräutermischung zusammen aus:
- 40 g Holunderblüten
- 30 g Thymianblätter
- 20 g Weidenrinde
- 5 g Ringelblumenblüten
- 5 g Schwarze Johannisbeerblätter

- Übergießen Sie jeweils 1 TL der Kräutermischung mit einer Tasse kochendem Wasser und lassen Sie das Ganze 10 Minuten ziehen.
- Trinken Sie bis zu fünfmal täglich eine Tasse heißen frischen Tee.

Hintergrund: Zehen, Finger, Nase und Ohren können bei niedrigen Temperaturen schnell unterkühlen.

Behandlung: Durchblutung anregen. Auf die Frostbeulen mehrmals täglich Ringelblumensalbe auftragen oder mit 10%iger Tinktur einpinseln.

Furunkel, Karbunkel

Symptome: Furunkel: rötlicher Knoten mit Eiter, etwa bohnengroß und schmerzhaft; mehrere benachbarte Furunkel können zu Karbunkeln zusammenfließen.

Hintergrund: Bakterien, meist Staphylokkoken, haben einen Haarfollikel und seine Talgdrüse entzündet. Furunkel sitzen tiefer im Gewebe und sind erheblich größer als Aknepickel. Wenn Sie häufiger unter Furunkeln leiden, sollten Sie versuchen, Ihre Abwehr zu stärken.

Drücken Sie an Furunkeln oder Karbunkeln nicht herum.

Behandlung: Warme Kompressen mit Ringelblumenaufguß. Mehrmals täglich Tinktur auftragen. Nicht drücken! Die Bakterien können sich über die Blutbahn ausbreiten.

Hohe Infektionsgefahr. Gehen Sie zum Arzt bei Furunkeln im Gesicht. Vor allem bei Karbunkeln kann eine Behandlung mit Antibiotika nötig sein.

Fußpilz

Symptome: Fußpilze wachsen oft unbemerkt zwischen zwei Zehen. Wenn sich die Stelle entzündet, juckt und schuppt die Haut.

Hintergrund: Sportler stecken sich besonders häufig an. Übertragung in Schwimmbädern, Duschen und Umkleideräumen.

Fußpilze lieben es feucht. Trocknen Sie vor allem die Zehenzwischenräume immer gut ab.

Behandlung: Zweimal täglich mit Ringelblumensalbe einreiben, zusätzlich Fußbäder, Fußbalsam. Tragen Sie atmungsaktive Socken und Strümpfe aus Naturmaterialien. Lassen Sie viel Sonne und Luft an Ihre Füße.

Gastritis

Siehe Magenschleimhautentzündung, Seite 52.

Gerstenkorn (Entzündungen des Lidrandes)

Symptome: Das Augenlid schwillt an, rötet sich und schmerzt.

Hintergrund: Folge einer bakteriellen Infektion oder Reizung. Ein schmerzfreier Knoten ist ein Hagelkorn. Hier staut sich das Sekret der Talgdrüsen.

Behandlung: Kalte Umschläge mit einem mit Ringelblumentee durchtränkten Tuch bei Gerstenkorn.

> Ein warmer Umschlag mit Ringelblumentee hilft bei Entzündungen des Lidrandes.

Gneis

Symptome: Nässender Ausschlag auf der Kopfhaut; bildet Krusten, juckt aber nicht.

Hintergrund: Ursache ist eine übermäßige Talgproduktion der Kopfhaut des Babys. Harmlos.

Behandlung: Krusten mit Kompressen aus Ringelblumentee aufweichen.

Gürtelrose (Herpes zoster)

Symptome: Gürtelförmiger Hautausschlag, vor allem am Oberkörper und fast immer nur einseitig. Die Bläschen trüben nach 2 bis 3 Tagen ein. Sehr schmerzhaft, der Schmerz kann noch lange anhalten, nachdem die Bläschen verschwunden sind.

Hintergrund: Das gleiche Virus, das die Windpocken auslöst, verursacht auch die Gürtelrose. Es verbleibt nach einer überstandenen Windpocken-Infektion im Körper und lauert mitunter jahrelang im Rückenmark. Auslöser der erneuten Infektion können Streß, eine Immunschwäche oder andere Erkrankungen sein.

Behandlung: Täglich mit Ringelblumenöl einreiben, zusätzlich innerliche Anwendung.

Hämorrhoiden

Symptome: Juckreiz, unangenehm, gelegentlich schmerzhaft, kann zu Blutungen führen.

Hintergrund: Erweiterte Venen meist im Innern des Afters, aber auch außerhalb.

Hämorrhoiden-Sitzbad

Mischen Sie:
- 200 g Eichenrinde
- 50 g Malve
- 30 g Ringelblumenblüten

Übergießen Sie 2 EL der Mischung mit 1 l heißem Wasser.

Behandlung: Waschungen und Ringelblumen-Sitzbäder. Eincremen mit Ringelblumensalbe. Achten Sie auf eine gesunde Verdauung und einen weichen Stuhlgang.

Hals- und Rachenentzündung
Symptome: Gerötete Schleimhäute, starkes Halsweh, Heiserkeit, Schluckbeschwerden, Probleme bei der Atmung.
Hintergrund: Meist Begleitsymptome einer Erkältung oder Grippe. Möglicherweise auch Mandel- oder Kehlkopfentzündung.
Behandlung: Mit Ringelblumentee mehrmals täglich gurgeln.

> Gehen Sie zum Arzt, wenn die Halsentzündung länger anhält.

Hauteinrisse (Rhagaden)
Symptome: Schmerzhafte Hautrisse, Wundstelle kann nässen oder bluten.
Hintergrund: Die Haut reißt ein. Dazu kommt es vor allem bei chronischen Ekzemen, an der Hornhaut der Fersen oder am After (Analfissuren).
Behandlung: Der tiefe Riß verheilt nur langsam und muß vor Infektionen geschützt werden. Feuchte Auflagen mit Ringelblumenaufguß oder -tinktur. Sitzbäder bei Analfissuren.

Hautpilz
Symptome: Pilzwucherung, rötliche, schuppende und juckende Hautveränderung.

Hintergrund: Pilze haben nur bei einer geschwächten Abwehr eine Chance.

Behandlung: Ringelblumentinktur und -salbe.

Herpes, Lippenbläschen

Herpes-Viren werden bei engem Kontakt übertragen und sind hochinfektiös.

Symptome: Entzündete, bläschenartige Wunden an den Lippen, die häufig bluten und dann verkrusten. Schmerzhaft.

Hintergrund: Die unangenehmen und unästhetischen Bläschen werden durch Herpes-Viren hervorgerufen. Die Übertragung erfolgt durch Berührung (Kuß) oder Tröpfcheninfektion (Husten, Niesen).

Die Erreger sind hochinfektiös. Jeder zweite infizierte Mensch behält das Virus sein Leben lang. Die Viren lauern in Warteposition; bei Streß, Infektionen, Medikamentenbelastung, starker Sonnenbestrahlung oder Zugluft werden sie reaktiviert und bilden die Lippenbläschen.

Behandlung: Mehrmals täglich einige Tropfen Ringelblumentinktur auftragen.

Hornhaut, Hühneraugen

Symptome: Hornhaut ist die dickere, schwielige Haut an den Fußsohlen, teils auch an der Innenfläche der Hände. Hühneraugen sind Verdickungen der Hornhaut bei Hautpartien, die einen Knochen überziehen. Weil sie sich zapfenförmig in die Tiefe erstrecken, kann es zu starken Schmerzen kommen.

Die Schuhe müssen bequem sitzen und weit genug sein, um Hornhaut zu vermeiden.

Hintergrund: Die Verdickungen entstehen durch wiederholten Druck, vor allem aber durch zu enge oder schlechtsitzende Schuhe.

Behandlung: Ringelblumen-Fußbäder. Hornhaut mit einem angefeuchteten Bimsstein abschmirgeln. Die Behandlung von Hühneraugen ist äußerst langwierig.

Geben Sie einige Tropfen Ringelblumentinktur auf ein Heftpflaster und kleben Sie es über das Hühnerauge. Täglich erneuern, damit es aufweicht.

Impetigo, Grind

Symptome: Hautausschlag besonders bei Kindern, im Gesicht und am Kopf, anfangs mit Bläschen und Pusteln, später mit gelben bis braunen Krusten.

Hintergrund: Sehr ansteckende bakterielle Infektion mit Staphylokokken und Streptokokken.

Behandlung: Krusten mit Kompressen mit warmem Ringelblumentee aufweichen und vorsichtig ablösen. Den Ausschlag mit Ringelblumensalbe behandeln.

Insektenstiche/Zeckenbisse

Symptome: Gerötete Einstich- bzw. Bißstelle, starker Juckreiz.

Hintergrund: Das Heer stechender, beißender und saugender Bösewichte ist groß. Im Wald lauern Zecken, am Ufer die Blutegel. Wespen umschwirren den Zwetschgenkuchen, und die Ameisen verfolgen uns bis ins Haus. Die Stechmücken schließlich gehören zu den warmen Sommerabenden wie die Schlagsahne zur Erdbeere.

Behandlung: Ringelblumensalbe lindert Schmerz und Juckreiz und beugt Entzündungen und Infektionen vor. Gleiches bewirkt die Ringelblumentinktur, die Sie auf die Bißstelle oder den Einstich auftragen.

Hat sich eine Zecke festgesaugt, sollten Sie sie sofort mit einer Pinzette entfernen.

Krampfadern

Symptome: Sichtbare blaue Venen an den Beinen verlaufen geschlängelt und können knotig verdickt sein. Die Beine ermüden rasch.

Hintergrund: Eine angeborene Bindegewebsschwäche läßt die Venen aufdehnen, die Venenklappen können nicht optimal arbeiten. Das Blut fließt nicht mehr nach oben in Richtung Herz, sondern es staut sich in den Venen und versackt. Krampfadern bilden sich häufig bei hormonellen Umstellungen des Körpers, etwa während einer Schwangerschaft oder der Wechseljahre. In schlimmen Fällen verursachen Krampfadern schmerzhafte Geschwüre an den Beinen (siehe auch Unterschenkelgeschwür, offenes Bein und Venenentzündung).

Von Krampfadern zu unterscheiden sind die Besenreiser. Hierbei handelt es sich um die auf der Haut sichtbaren bläulichen Gefäße, insbesondere an den Beinen. Betroffen sind vor allem Frauen, die Ursache ist unbekannt. Anders als Krampfadern sind Besenreiser völlig harmlos.

Behandlung: Ringelblumen-Bäder. Massieren Sie regelmäßig die Beine mit einer Ringelblumensalbe oder mit Hautöl, dabei stets in Richtung Herz reiben. Morgens aufgetragen, bleiben die Beine länger leicht, abends entlastet die Massage müde und schwere Beine. So beugen Sie vor: Bewegung, entwässernde Kräutertees, Durchblutung anregen, Übergewicht meiden. Tragen Sie Stützstrümpfe, und legen Sie die Beine hoch.

Die regelmäßige Massage mit Ringelblumensalbe entlastet müde Beine.

Leberleiden (Hepatitis, Gelbsucht)

Symptome: Müdigkeit, Depressionen, Immunschwäche und eine geringe Belastbarkeit können ein Zeichen für eine Leberstörung sein. Uncharakteristische Symptome sind Übelkeit, Gelenkschmerzen, Gelbsucht oder Juckreiz.

Hintergrund: Die Leber ist unser zentrales Stoffwechselorgan. Sie verarbeitet Vitamine und Nährstoffe, stellt Abwehrstoffe her und erzeugt die Galle. Ganz wichtig: Sie entgiftet den Körper und leitet unbrauchbare oder schädliche Substanzen weiter zur Niere oder zum Darm. Hepatitis ist eine Leberentzündung, hervorgerufen durch Hepatitis-Viren. Bei der Gelbsucht gelangen Bestandteile der Galle ins Blut und in die Haut. Gelbsucht ist ein Symptom verschiedener Krankheiten.

Dreimal täglich 1 Tasse frisch zubereiteter Ringelblumentee regt die Sekretion der Gal-

Behandlung: Gelbsucht und Leberleiden sind klassische Anwendungen der Ringelblume. Der Tee aus ihren Blüten ist ein leberfreundlicher Heiltee. Trinken Sie über den Tag verteilt 1/2 Liter frisch zubereiteten Tee. Warme Auflagen regen die Leber an. Bei Leberschmerzen hilft eine kalte Kompresse auf der schmerzenden Stelle.

Lippenrisse

Symptome: Eingerissene, aufgesprungene Lippen, die bei Berührung schmerzen.

Hintergrund: Trockene Haut, intensive Sonneneinstrahlung.

Behandlung: Alle Zubereitungen aus der Ringelblume eignen sich hervorragend zur Behandlung von Lippenrissen.

Magen-Darm-Beschwerden

Symptome: Magen- und Darmkrämpfe und -geschwüre, Sodbrennen, Entzündungen der Schleimhäute.

Hintergrund: Zubereitungen aus der Ringelblume erweichen die Geschwüre und beruhigen die Schleimhäute. Aus Osteuropa stam-

> Schützen Sie Ihre Lippen mit einer Fettcreme vor intensiver Sonnenstrahlung.

Teemischungen bei Magengeschwür

- Mischen Sie Ringelblume, Brennessel, Ehrenpreis und Schöllkraut zu gleichen Teilen.
- Überbrühen Sie 1 TL der Mischung mit 1 Tasse heißem Wasser.
- Trinken Sie mehrmals täglich 1 Tasse.

oder

- Mischen Sie Ringelblume, Eichenrinde, Erdrauch, Ehrenpreis und Eisenkraut zu gleichen Teilen.
- Überbrühen Sie 1 bis 2 TL der Mischung mit 1 Tasse heißem Wasser.
- Trinken Sie mehrmals täglich 1 Tasse.

men zahlreiche Studien, wonach Calendula in drei von vier Fällen chronische Darmentzündungen zumindest lindern konnte.

Behandlung: Trinken Sie mehrere Tassen Ringelblumentee über den Tag verteilt.

Magenschleimhautentzündung (Gastritis)

Eine Entzündung der Magenschleimhaut wird meist durch das Bakterium Helicobacter pylori verursacht.

Symptome: Sodbrennen, Appetitlosigkeit, Völlegefühl, Aufstoßen, Magenschmerzen, Übelkeit, Erbrechen, Durchfall oder Verstopfung.

Hintergrund: Viele Jahre lang glaubten die Ärzte, Gastritis werde durch zuviel Magensäure hervorgerufen. Das ist überholt. Schuld ist in den allermeisten Fällen vielmehr das Bakterium Helicobacter pylori, das sich in die Magenwand einnistet und eine schmerzhafte Entzündung der Schleimhaut verursacht. Eine chronische Gastritis erhöht das Risiko, ein Zwölffingerdarmgeschwür zu entwickeln, um ein Vielfaches. Beinahe alle Magenkrebspatienten sind mit dem Bakterium infiziert.

Behandlung: Derzeit mit Antibiotika und Mitteln, die die Säureproduktion der Magenzellen verringern (Antacida). Trinken Sie mehrere Tassen Ringelblumentee über den Tag verteilt. Das lindert die Schmerzen und wirkt einem Geschwür entgegen.

Die Volksmedizin empfiehlt außerdem, Ringelrosenbutter auf den Bauch zu schmieren und Kompressen mit Teeaufguß zu durchtränken und aufzulegen.

Teemischung bei Gastritis

- **Mischen Sie 40 g Gänsefingerkraut, 20 g Ringelblume, 10 g Fenchel, 30 g Kamille.**
- **Überbrühen Sie 1 bis 2 TL dieser Mischung mit 1 Tasse heißem Wasser.**
- **Trinken Sie mehrmals täglich eine Tasse frisch zubereiteten Tee.**

Menstruationsschmerzen

Symptome: Schmerzen vor oder während der Regelblutung, Bauchweh, schmerzende Brüste, Völlegefühl, unreine Haut, Kopfschmerzen, Nervosität, Unruhe bis hin zu depressiver Verstimmung.

Hintergrund: Obwohl die Menstruation ein ganz normaler Vorgang ist, leiden viele Frauen unter krampfartigen oder dumpfen Schmerzen. Die meisten »weiblichen Beschwerden« gehen auf »die Hormone« zurück. Aber auch die Art, wie Sie Ihr Leben führen, wirkt sich auf Ihren Hormonhaushalt aus. Psychische Faktoren können ebenso wie organische Ursachen Menstruationsbeschwerden auslösen oder die Menstruation ganz ausfallen lassen.

Ringelblumentee hilft bei der Regel

Frauentee bei schmerzhafter Regel:
- Mischen Sie Ringelblume, Schafgarbe, Frauenmantel und Kamille zu gleichen Teilen.
- Überbrühen Sie 1 TL mit 1 Tasse heißem Wasser.
- Trinken Sie täglich 2 bis 3 Tassen.

Teemischung zur Förderung der Menstruation:
- Mischen Sie Ringelblume, Johanniskraut, Römische Kamille, Frauenmantel, Safran und Rosmarin zu gleichen Teilen.
- Überbrühen Sie 1 TL der Mischung mit 1 Tasse heißem Wasser.
- Trinken Sie zweimal täglich 1 Tasse.

Teemischung zur Abschwächung der Menstruation:
- Mischen Sie Ringelblume, Hirtentäschelkraut und Pfefferminzblätter zu gleichen Teilen.
- Überbrühen Sie 1 EL der Mischung mit 1 Tasse heißem Wasser.
- Trinken Sie ein- bis zweimal täglich 1 Tasse.

Behandlung: Ringelblumenextrakte gleichen die Hormonschwankungen aus und lindern Frauenbeschwerden. Trinken Sie sieben Tage vor der erwarteten Periode täglich eine Tasse frisch zubereiteten Ringelblumentee. Gegen Schmerzen hilft ein warmes Bad oder eine Wärmflasche.

Milchschorf

Symptome: Nässender, schuppender Hautausschlag bei Neugeborenen, bildet Krusten und juckt; meist im Gesicht und auf der Kopfhaut. Ab dem dritten Monat.

Hintergrund: Beginn der Neurodermitis. Zu unterscheiden vom Gneis.

Behandlung: Krusten mit Kompressen aus Ringelblumentee aufweichen.

Mittelohrentzündung

Symptome: Hartnäckige pulsierende Ohrenschmerzen, Fieber.

Hintergrund: Die Bakterieninfektion verläuft meist harmlos und ist nach wenigen Tagen ausgestanden. Allerdings kann die Entzündung auf die Schädelknochen übergreifen und eine Hirnhautentzündung auslösen.

Behandlung: Ringelblumentinktur ins Ohr träufeln. Erkrankte Kinder müssen in jedem Fall zum Arzt, Erwachsene bei Fieber, starken Schmerzen, Ohrausfluß und Erbrechen.

Wenn Ihr Baby oder Kleinkind Ohrenschmerzen hat, sollten Sie unverzüglich mit ihm zum Arzt.

Mundschleimhautentzündung

Symptome: Gerötete, angeschwollene Mundschleimhaut, manchmal mit Blutungen, Mundgeruch und vermehrter Speichelbildung. Leichtes Fieber und Appetitlosigkeit (siehe auch Aphthen, Seite 41).

Hintergrund: Bakterien, Viren oder Pilze können die Entzündung verursachen. Sie kann aber auch durch Parodontose (Zahnfleischentzündung) ausgelöst werden.

Behandlung: Dreimal täglich eine Tasse frisch zubereiteten Ringelblumentee trinken. Zusätzlich mehrmals täglich mit dem Aufguß spülen und gurgeln. Das Gurgeln reinigt den Mund- und Rachenraum, fördert die Durchblutung der Schleimhaut und stimuliert die Abwehr. Die Behandlung wird nach neuesten Erkenntnissen empfohlen und führt zu guten Erfolgen.

Gurgeln mit Ringelblumentee kräftigt die Mundschleimhaut.

Nagelbettentzündung

Symptome: Der Nagel schmerzt und ist druckempfindlich, jede Berührung und Bewegung tut weh. Der gesamte Nagel rötet sich, bei zusätzlichem Pilzbefall wird er rissig und muß vom Arzt gezogen werden.

Hintergrund: Bakterien oder Pilze verursachen die Infektion. Sie entwickelt sich sehr langsam und ist ausgesprochen schwer auszuheilen.

Behandlung: Umschläge mit Ringelblumentee. Ein warmes Fingerbad lindert den Schmerz. Mehrmals täglich Ringelblumentinktur oder -salbe einmassieren.

Seifenbad für die Nägel

- **Lösen Sie 1 EL milde Seife in 1/4 l lauwarmem Wasser auf.**
- **Dann geben Sie 2 gehäufte TL Ringelblumenblüten zu, kochen die Lösung etwa 5 Minuten lang und seihen ab.**
- **In diesem Aufguß baden Sie Ihren entzündeten Finger – so heiß und so lange, wie Sie es vertragen.**

Nagelpilz

Symptome: Nagelpilz beginnt harmlos: Der Nagel verliert seinen Glanz und wird trübe. Später verfärbt sich die Nagelplatte grausilbrig bis gelblich, kann sich verdicken und bröckelig werden.

Hintergrund: Der Pilz wächst sehr langsam, aber immer tiefer ins Nagelbett hinein. Er behindert erheblich Arbeiten mit den Fingern.

Behandlung: Sehr langwierig. Schleifen Sie den Nagel ab und geben Sie zweimal täglich Tinktur darauf.

Narben

Symptome: Derbes und weißglänzendes Gewebe.

Hintergrund: Narben bilden sich nach Verletzungen, Verbrennungen oder Operationen.

Behandlung: Hartes Narbengewebe läßt sich mit einem Olivenölauszug der Ringelblume aufweichen.

> Ringelblumensalbe – mehrmals täglich aufgetragen – hilft gegen Narbenschmerzen.

Nasenbluten

Symptome: Blut läuft aus einem Nasenloch.

Hintergrund: Meist ein verletztes Gefäß in der Nase, fast immer harmlos.

Behandlung: Gaze mit Calendulatinktur anfeuchten.

Nebenhöhlenentzündung

Symptome: Schnupfen heilt auch nach einer Woche nicht aus. Grünlich-gelbes Sekret, Kopfschmerzen, Fieber, Mattigkeit und schlechter Atem. Schmerzen über der entzündeten Nebenhöhle.

Hintergrund: Schwere Folgeinfektionen sind nicht auszuschließen.

Behandlung: Mehrmals täglich Nasenspülung mit verdünnter Ringelblumentinktur. Träufeln Sie die Mischung in beide Nasenlöcher. Kräftig einatmen, ausschnauben. Ferner helfen lauwarmes Salzwasser (1 TL Meersalz auf 1/2 l Wasser) und Dampfbäder mit Kamille.

Heilt eine Nebenhöhlenentzündung nicht aus, sollten Sie Ihren Arzt aufsuchen.

Neurodermitis

Siehe Ekzeme, Seite 43.

Prellungen und Quetschungen

Siehe Stumpfe Verletzungen, Seite 57.

Schuppenflechte

Siehe Ekzeme, Seite 43.

Sonnenbrand

Siehe auch Verbrennungen, Seite 59.

Symptome: Die Haut wird krebsrot. In schweren Fällen bildet sie Blasen und löst sich ab.

Hintergrund: Ein Sonnenbrand entsteht durch übermäßige Einwirkung von UV-Strahlen.

Behandlung: Mehrmals täglich mit Ringelblumensalbe eincremen. Ringelblumen, mit Honig gegessen, soll vor Sonnenbrand schützen beziehungsweise ihn heilen.

> Setzen Sie sich nicht ungeschützt der prallen Sonne aus.

Soor

Symptome: Linsenförmige rötliche Flecken und Pusteln, vorzugsweise in der Haut der Geschlechtsregion. Soor kann auch die Schleimhaut von Mund und Rachen befallen, dann kommt es zu roten Flecken und weißlichen Belägen im Mundbereich.

Hintergrund: Als Windeldermatitis bei Säuglingen recht häufig. Verursacher ist der Hefepilz Candida.

Behandlung: Viel frische Luft am Po. Mehrmals täglich mit Ringelblumensalbe eincremen. Bei Soor im Mund mit Ringelblumenaufguß gurgeln.

Stumpfe Verletzungen

Symptome: Schmerzen, blaue Flecken, Ödeme.

Hintergrund: Bei stumpfen Verletzungen bleibt die äußere Hautschicht unverletzt. Typische Fälle sind Verrenkungen, Verstauchungen, Blutergüsse, Prellungen, Quetschungen, Muskelzerrungen und blaue Flecken. Die verletzte Stelle schwillt an und schmerzt bei Druck.

Behandlung: Umschläge mit einem in Ringelblumentinktur oder -aufguß getränkten Läppchen lindern den Schmerz und beschleunigen die Heilung.

Ein Umschlag mit Ringelblumentinktur lindert den ersten Schmerz.

Unterschenkelgeschwür (»offenes Bein«, Ulcus cruris)

Symptome: Schmerzhaftes Geschwür an den Unterschenkeln.

Hintergrund: Von Krampfadern verursacht. Nässende Geschwüre können leicht zu einer lebensgefährlichen Thrombose führen (siehe auch Venenentzündung, Seite 58).

Behandlung: Legen Sie eine mit Ringelblumentee oder -tinktur getränkte Kompresse auf die betroffene Hautstelle. Erneuern Sie mehrmals am Tag die Kompresse. Sehr wirkungsvoll erwies sich ein Wechsel mit Rotöl (Johanniskraut) und Arnika. Ringelblumensalbe kommt beim trockenen Geschwür zur Anwendung.

Venenentzündung

Symptome: Schmerzhafter, geröteter Streifen oder Knoten im Bereich einer Vene am Unterschenkel.

Hintergrund: Die Venenwand hat sich entzündet. Eine oberflächliche Venenentzündung verheilt ohne Komplikationen nach zehn Tagen. Anders die tiefe Venenentzündung: Ödeme bilden sich, die Haut verfärbt sich blaurot, im schlimmsten Fall kommt es zu einer Embolie.

Behandlung: Kompressionsverband. Ringelblumensalbe heilt oder lindert zumindest die Beschwerden auch in hartnäckigen Fällen. Langjährige Erfahrung und neuere wissenschaftliche Studien sprechen für diese Anwendung.

Eine Studie untersuchte die Wirkungen der Salbe bei Krampfadern, Unterschenkelgeschwüren und Venenentzündung. 86 % der beteiligten Ärzte und 96 % der Patientinnen beurteilten die Heiler-

Heiltee gegen Venenleiden

- Mischen Sie 15 g Liebstöckelwurzel, 50 g Ringelblumen, 30 g Steinkleekraut und 15 g Ysopkraut.
- Überbrühen Sie 3 EL der Mischung mit 1 l Wasser.
- Trinken Sie kurweise über 3 Wochen jeweils 3 bis 6 Tassen pro Tag, dann 10 bis 14 Tage Pause, dann wieder eine 3-Wochen-Kur. Bis zu 8 Zyklen sind hintereinander möglich.

folge der Ringelblumensalbe mit sehr gut oder gut. Die Wirkung setzt rasch ein, die Salbe wird gut vertragen und läßt sich einfach auftragen.

Es berichteten über:

■ Weichwerden der Haut/der Krampfadern: 94 %
■ Nachlassendes Schweregefühl: 75 %
■ Verschwinden der Entzündung: 87 %
■ Wundheilung: 93 %

Heilerfolge mit Ringelblumensalbe

In einer weiteren Studie mit 75 Personen testete man die Wirkung der Ringelblume gegenüber einem Vergleichsmedikament und einem Plazebo (wirkstofffreies Scheinmedikament). Nach drei Wochen Behandlungsdauer zeigte sich die Ringelblume dem Plazebo eindeutig, dem Vergleichsmedikament zumindest in Teilbereichen überlegen.

Verbrennungen

Symptome und **Hintergrund:** Je nach Schweregrad unterschiedlich. Verbrennungen ersten Grades sind die kleineren Unfälle. Die Haut ist gerötet und schmerzt. Nach einiger Zeit löst sich die Oberhaut ab.

Bei einer Verbrennung zweiten Grades bilden sich Bläschen mit einer klaren Flüssigkeit. Die Schmerzen werden stärker, und die Bläschen platzen auf.

Im schlimmsten Fall, bei einer Verbrennung dritten Grades, stirbt das befallene Gewebe ab.

Behandlung: Kleinere Brandwunden können Sie mit Ringelblumensalbe selbst behandeln.

Erste Hilfe: Kühlen Sie die verbrannte Stelle unter kaltem Wasser, später machen Sie eine kalt-feuchte Kompresse. Ringelblumensalbe lindert den Schmerz und schützt vor Infektionen.

Vorsicht: Brandblasen dürfen auf keinen Fall geöffnet werden.

Verstauchung, Verrenkung

Siehe Stumpfe Verletzungen, Seite 57.

Warzen

Symptome: Knotenförmige Hauthöcker, stecknadel- bis linsengroß.

Hintergrund: Warzen sind eine gutartige Geschwulst der Haut. Sie werden durch eine Virusinfektion ausgelöst, bleiben meist klein und verursachen keine Schmerzen.

Behandlung: Wie Hühneraugen (siehe Seite 48).

Wundliegen (Dekubitus)

Symptome: Rötung, Blasen- und Schorfbildung bis hin zu tiefen Geschwüren, die bis an den Knochen reichen können.

Hintergrund: Zum Wundliegen kommt es nur bei bettlägerigen Pflegepersonen. Durch die gleichbleibende Haltung wird das Gewebe fortlaufend belastet und die Durchblutung verringert. Die Hautpartien müssen vom Druck entlastet werden, etwa durch Sitzkissen und häufiges Wechseln der Lage.

Behandlung: Vorbeugung. Wundliegen gilt heute als schwerer Pflegefehler. Das regelmäßige Eincremen mit Ringelblumensalbe fördert die Durchblutung und kann in vielen Fällen das Wundliegen verhindern. Bereits bestehende Wundgeschwüre mit feuchten Kompressen behandeln.

In einer großen Feldstudie an sechs Kliniken und vier Altenheimen bewerteten mehr als drei Viertel aller Beteiligten die Wirksamkeit der Ringelblumensalbe mit sehr gut oder gut.

Zahnfleischentzündung

Symptome: Das Zahnfleisch ist gerötet, leicht geschwollen und blutet schnell, vor allem beim Zähneputzen.

Regelmäßige Mundhygiene ist die beste Vorbeugung gegen Paradontose.

Hintergrund: Ursache sind die Plaque-Bakterien. Sie scheiden Stoffwechselprodukte aus, die das Zahnfleisch angreifen. Die Entzündung kann in die Tiefe gehen, das Zahnfleisch löst sich, und es entstehen Zahnfleischtaschen. Das sind kleine Nischen, in denen sich Speisereste ablagern und die deshalb einen hervorragenden Lebensraum für krankmachende Bakterien bieten. Wurzelhaut

und Knochen werden geschädigt, das abgelöste Zahnfleisch legt die Zahnhälse frei. Wenn es ganz arg wird, fallen die Zähne aus.
Behandlung: Spülen Sie den Mund gründlich mit Calendulatee aus. Reinigen Sie regelmäßig die Zahnbürste und gehen Sie zum Zahnarzt.

Hilfe bei Zahnweh und Zahnfleischbluten

Nehmen Sie nach dem Zähneputzen einen kleinen Schluck Ringelblumentinktur in den Mund, speicheln Sie gut ein und halten Sie ihn möglichst lange im Mund. Ringelblume lindert den Schmerz und festigt das Zahnfleisch; sehr hilfreich ist die Spülung auch nach dem Zähneziehen.

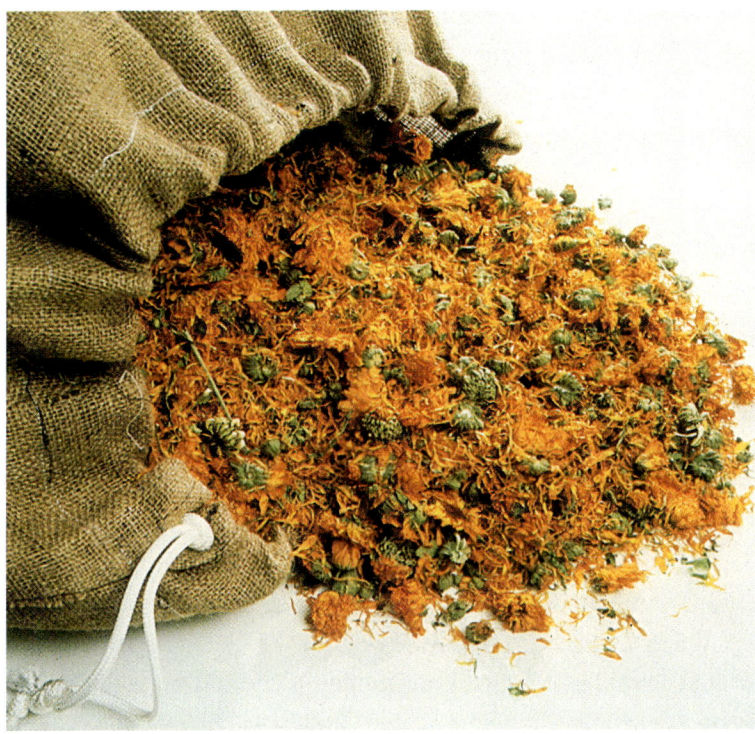

Eine regelmäßige Spülung mit Tee aus Calendulablüten pflegt das Zahnfleisch.

Kosmetik und Körperpflege – die Ringelblume für die Schönheit

Die Haut – ein wahres Wunderwerk

Mit fast 2 m^2 Fläche und mehr als 10 kg Gewicht ist die Haut unser größtes Organ – und eines der kompliziertesten. In der dünnen Körperhülle finden sich verschiedenartige hochspezialisierte Zellen. Nervenbahnen und Blutgefäße schlängeln sich durch Gerüststoffe wie Kollagenfasern und an Drüsen, Sinneszellen und Haarwurzeln vorbei.

Mit unserer Haut können wir spüren, tasten, fühlen, empfinden, schwitzen und frieren. Durch sie empfangen wir Wärme, Streicheleinheiten, Geborgenheit. Sie trennt den Körper von der Umgebung, vermittelt ihm die Außenwelt und schirmt ihn zugleich ab. Als Schutzschild sorgt die Haut dafür, daß Krankheitserreger, Fremdstoffe und schädliche UV-Strahlen draußen bleiben. Gleichzeitig spiegelt sie unsere Innenwelt wieder. Geht es uns gut, dann strahlt die Haut.

Eine empfindliche Barriere

Die oberste Schicht der Haut besteht aus abgestorbenen Hornzellen. Bei einer gesunden Haut liegen diese Zellen dicht beieinander und lassen nichts hindurch. Erst unter dieser schützenden Hülle beginnt das Leben.

Die Haut ist das größte Organ unseres Körpers und erfüllt vielfältige Aufgaben.

In den tiefer liegenden Bereichen der Epidermis werden die Hornzellen laufend neu gebildet. Sie wandern nach außen, verändern Form und Funktion, verlieren ihren Zellkern und geben die Feuchtigkeit ab. Schließlich verdicken und verfestigen sie sich zu einer dichten mechanischen Barriere und sterben ab. Innerhalb eines Monats erneuert sich die Hornschicht komplett. Alte Zellen schuppen einfach ab.

So pflegen Zubereitungen aus der Ringelblume

- Ringelblume schützt und pflegt die Haut und harmonisiert ihre Funktionen.
- Ihre Wirkstoffe unterstützen die Aufbauprozesse in der Haut. Sie regen die Neubildung der Zellen an.
- Gesichtswässer verbessern die Blutzirkulation und beleben.
- Die Ringelblume wehrt feindliche Keime ab und unterstützt die Funktion des Säureschutzmantels.
- Sie beruhigt und pflegt entzündliche und gerötete Haut ebenso wie trockene, aufgesprungene oder alternde Haut.
- Calendula verursacht keine allergischen Reaktionen.
- Sämtliche Wirkungen sind sowohl experimentell als auch klinisch nachgewiesen.

Rezepte

Immer mehr Hersteller von Kosmetika und Körperpflegemittel nutzen die pflegenden und aufbauenden Wirkungen der Ringelblume. Weil sie zudem außerordentlich hautverträglich ist, findet man sie mittlerweile in Sonnenschutzmitteln, After-sun-Produkten, Gesichtslotionen, Lippenstiften und im Aftershave. Vor allem die trockene, empfindliche und alternde Haut profitiert von diesem Zusatz. Sie können solche Produkte selbst zusammenmischen oder kaufen. Eine große Auswahl bieten Apotheken, Reformhäuser, Naturkostläden und gut sortierte Drogerien.

Es gibt mittlerweile eine große Auswahl an Pflegeprodukten mit den Wirkstoffen der Ringelblume.

Reinigung
Reinigungsöl

Sie benötigen
- 2 EL Ringelblumen-Ölauszug
- 1 EL Maiskeimöl
- 2–3 Tropfen ätherisches Öl nach Ihrer Wahl

So wird's gemacht
1. Öle vermengen, das ätherische Öl zugeben und gut schütteln. Am besten geht es in einem Mixbecher.
2. Die Mischung in die Gesichtshaut einmassieren.
3. Einige Minuten wirken lassen und das Gesicht mit warmem Wasser abwaschen.

Anwendung Mit Ringelblumenöl können Sie schonend das Tages-Make-up entfernen.

Heiße Kompresse

Sie benötigen
- 2 EL getrocknete Ringelblumenblüten

So wird's gemacht
1. Ringelblumenblüten mit 1/4 l kochendem Wasser überbrühen.
2. Etwas abkühlen lassen und die Blüten abfiltern.
3. Tränken Sie ein Leintuch damit und legen Sie es auf Ihre zuvor gereinigte Haut.
4. Die Kompresse ca. 5 Minuten liegen lassen, anschließend die Haut mit kaltem Wasser abtupfen.

Anwendung Die Ringelblumen-Kompresse regt die Durchblutung an und hemmt Entzündungen. Die Haut nimmt dabei reichlich Feuchtigkeit auf. Heiße Kompressen helfen besonders der müden und strapazierten Haut. Noch intensiver als die Kompresse wirkt ein Dampfbad.

Gesichtsdampfbad

Sie benötigen
- 2–3 EL Ringelblumenkräuter oder -tinktur
- Eine Schüssel und ein Handtuch

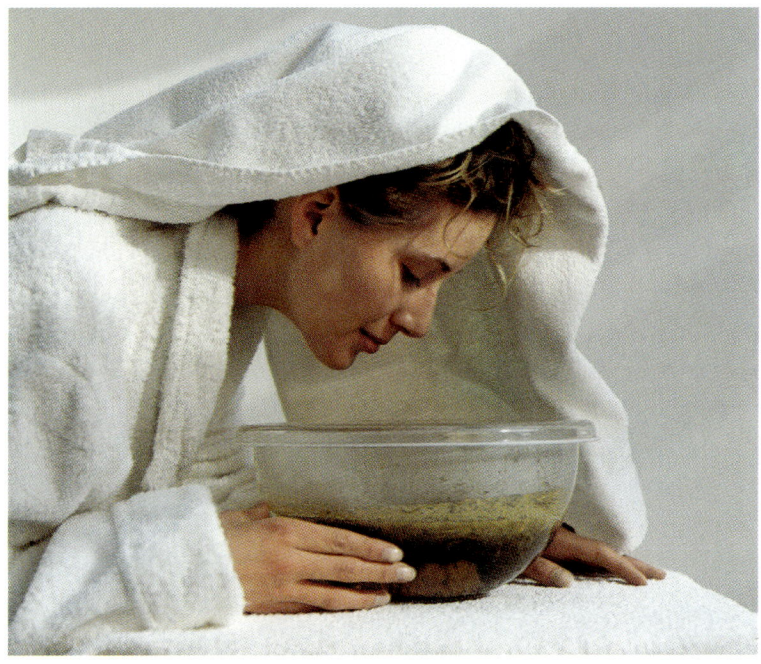

Ein Gesichtsdampf-bad reinigt die Poren und belebt die Haut.

1. Übergießen Sie die Kräuter mit 1 l kochendheißem Wasser, decken Sie das Ganze ab und lassen Sie es einige Minuten ziehen.
2. Halten Sie nun den Kopf über die aufsteigenden Dämpfe und bedecken Sie sich mit einem Handtuch.
3. Nach 10 Minuten Gesicht mit kaltem Wasser abspülen und eincremen.

So wird's gemacht

Ein Dampfbad reinigt sehr tief. Der heiße Wasserdampf erweitert die Poren und durchfeuchtet die Haut. Das kommt besonders fetter und unreiner Haut zugute.

Anwendung

Tonisierung
Gesichtswasser
■ 1 EL Ringelblumentinktur
■ 2 EL Wasser
■ 2–3 Tropfen Parfümöl

Sie benötigen

65

So wird's gemacht
1. Mischen Sie die Ringelblumentinktur mit dem Wasser.
2. Geben Sie das Parfümöl zu und schütteln Sie das Gesichtswasser, bis sich alles gut verteilt hat.

So helfen Tages- und Nachtcreme

Am Tage schützt die Haut den Körper vor Angriffen aus der Umwelt und vor Verlust von Feuchtigkeit. Eine Tagescreme hilft der Haut bei diesen Funktionen. Die Wirkstoffe der Ringelblume haben zusätzlich eine hautberuhigende Wirkung. Sie pflegt insbesondere spröde und empfindliche Haut, ist aber zugleich die ideale Creme für die ganze Familie. Nachtcremes enthalten in der Regel höhere Konzentrationen an Wirkstoffen.

Bäder
Sitzbad und Körperabwaschungen mit Kräutern

Sie benötigen
■ 30–40 g getrocknete Ringelblumenblüten

So wird's gemacht
1. Die Blüten mit 2 l Wasser zum Sieden bringen.
2. Kurz aufköcheln und zehn Minuten ziehen lassen, danach abseihen.
3. Ein Sitzbad können Sie bis zu einer Stunde ausdehnen. Es hilft bei Afterrissen und Hämorrhoiden.

Ölbad für empfindliche und trockene Haut

Sie benötigen
■ 1/2 EL Ringelblumenöl
■ 2 EL gutes Speiseöl (z.B. Sonnenblumen- oder Weizenkeimöl)
■ 2 EL Sahne

So wird's gemacht
1. Vermischen Sie die beiden Öle – am einfachsten geht es in einem Mixbecher – und geben die Sahne hinzu.
2. Verteilen Sie die Mischung im Badewasser.

3. Die Sahne brauchen Sie, damit sich das Öl gut im Wasser verteilt. Versuchen Sie, sich nach dem Bad noch 20 Minuten lang auszuruhen und zu entspannen.

Durchwärmungsbad zur Entspannung und Hautpflege

■ 1 EL Ringelblumenöl

Sie benötigen

1. Geben Sie das Öl langsam direkt in den einlaufenden Wasserstrahl, so daß es sich sehr fein auf der Wasseroberfläche verteilt.
2. Verwenden Sie keine Seife und keine weiteren Zusätze. Sie würden den Ölfilm zerstören.

So wird's gemacht

Das Bad macht die Haut geschmeidig und wärmt. Besonders geeignet ist es nach Sport oder körperlicher Anstrengung. Es wirkt sehr entspannend und beugt Muskelkater vor. Anschließend sollten Sie sich ins Bett legen.

Anwendung

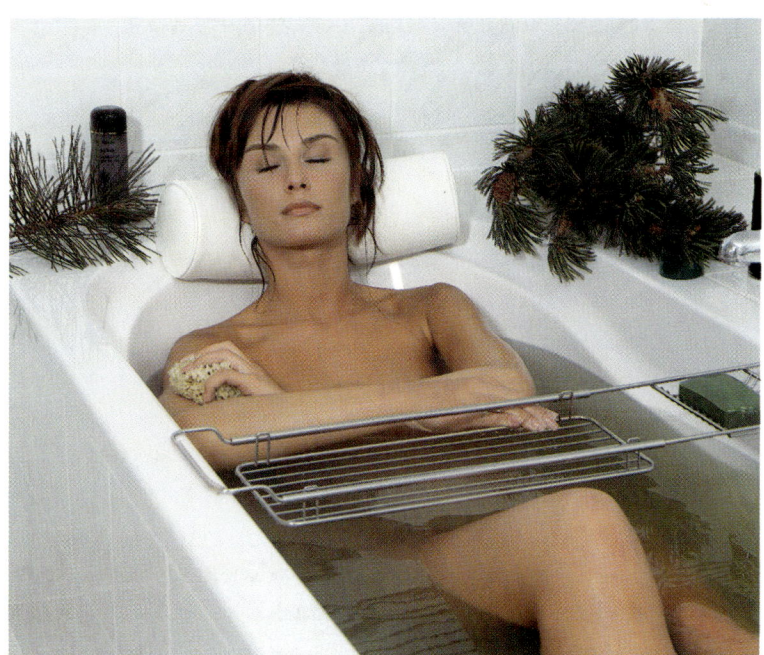

Nach sportlicher Aktivität besonders wohltuend: ein warmes Bad mit Ringelblumenöl.

Honig-Ringelblumen-Bad für strapazierte Haut

Sie benötigen
- 150 g getrocknete Ringelblumenblüten
- 1 Tasse Honig

So wird's gemacht
1. Die Blüten in 1 l Wasser zum Kochen bringen und bei kleiner Hitze etwa 10 Minuten köcheln lassen.
2. Anschließend abseihen und gut ausdrücken.
3. Dann rühren Sie den Honig in den Sud, bis er sich gut verteilt hat, und geben die Mischung in Ihr Badewasser.

Anwendung
Honig macht die Haut geschmeidig und läßt das Haar glänzen. Gemeinsam mit den Wirkstoffen der Ringelblume pflegt und beruhigt das Bad besonders eine angegriffene Haut.

Haut- und Massageöl, Einreibungen

Haut- und Massageöle können Sie vielseitig nutzen: zum Einreiben, zur Massage oder als Zusatz für Ringelblumen-Bäder.

Beim Baden und Duschen verliert die Haut Feuchtigkeit und trocknet aus. Eine anschließende Einreibung oder Massage pflegt, regt die Durchblutung an und wärmt aufs angenehmste. Besonders geeignet für empfindliche und leicht entzündliche Haut, bei Muskelverspannungen und zur Vorbeugung von Schwangerschaftsstreifen.

So wird's gemacht
Verteilen Sie etwas Öl auf der noch feuchten Haut und arbeiten Sie es sanft ein. Je kräftiger Sie die Haut durchwalken, um so stärker ist die belebende Wirkung. Krampfadern sollten Sie bitte nur einstreichen.

Fußpflege

Müde und brennende Füße beruhigen sich rasch, wenn sie mit einem Ringelblumenbalsam eingerieben werden. Er bremst auch eine übermäßige Schweißbildung, normalisiert die Hornhautbildung und schützt vor Fußpilz.

So pflegen Sie Ihre Hände

- Häufiges Händewaschen läßt sich oft nicht vermeiden, macht aber die Haut rauh und spröde. Das muß nicht sein. Ringelblumenseifen reinigen besonders mild und schonen die Haut.
- Gerade strapazierte und rauhe Hände, etwa nach der Gartenarbeit, sprechen sehr gut auf eine Ringelblumen-Hautcreme an. Cremen Sie die gereinigten Hände abends dick ein, ziehen Sie Baumwollhandschuhe darüber und lassen Sie die Packung über Nacht wirken. Am Morgen sind die Hände wieder weich und geschmeidig.
- Ringelblumensalbe wird gerne als Arbeitsschutzsalbe für Handwerk und Industrie empfohlen. Einige Hersteller setzen Calendulaextrakt ihren Geschirrspülmitteln, Hand- und Feinwaschmitteln zu.
- Kleinere Verletzungen der Haut (auch aufgesprungene Lippen) heilen schneller, wenn Sie sie mit Ringelblumensalbe eincremen.

Haarpflege

Sie können Ihrem Haarshampoo und der Spülung Ringelblumenextrakt untermischen, dadurch werden sie milder. Der Ringelblumentee eignet sich auch als Haarspülung, insbesondere für trockene und spröde Kopfhaut.

Schwangerschaft, Stillzeit, Baby- und Kinderpflege

Eine Schwangerschaft greift gewaltig in die normalen Körperfunktionen der Frau ein. Das zeigt sich auch in der Haut. Die Ringelblume pflegt und schützt die Haut schwangerer Frauen – ebenso wie die des Babys – ganz hervorragend.

Schwangerschaft und Stillzeit

Die meisten Frauen beobachten charakteristische Veränderungen während ihrer Schwangerschaft:

Veränderungen während der Schwangerschaft

- Die Lippen und Brustwarzen sind stärker pigmentiert.
- Die Haare werden dichter, voller und länger.
- Sie neigen zu Ödemen, Krampfadern und Hämorrhoiden.
- Die Haut wird trocken und juckt.
- Eventuell bilden sich Schwangerschaftsstreifen an Bauch, Hüften und Beinen.

Bauchpflege

Je weiter das Kind entwickelt ist, desto stärker dehnt sich die Bauchdecke. Die Haut spannt und juckt. Das kann soweit gehen, daß das Gewebe unter der Haut reißt. Dadurch entstehen die Schwangerschaftsstreifen. Das sind bläuliche Querstreifen, die nach der Geburt zwar heller werden, aber nie ganz verschwinden.

Brustpflege

Die Brust wird schon in den ersten Wochen der Schwangerschaft größer und schwerer. Viele Frauen merken zuerst an ihren Brüsten, daß etwas anders ist. Auch hier droht eine Überlastung des Gewebes.

◼ Abreibungen und Massagen entspannen die Haut. Achten Sie darauf, daß an die Brustwarze kein Öl kommt. Öl macht die Warze weich, sie wird empfindlich und erschwert später das Stillen.

Die besten Pflegetips

- Kühle Abreibungen mit Ringelblumentee lindern ebenso wie ein Eincremen den Juckreiz.
- Massagen mit Ringelblumen-Hautöl verringern die Gefahr, daß sich Schwangerschaftsstreifen bilden.
- Massieren Sie sich täglich Bauch, Hüften und Beine ein.

Beinpflege

Die Beine tragen erheblich mehr Gewicht als sonst. Durchschnittlich nimmt eine Frau während der Schwangerschaft 12 Kilogramm zu. Gleichzeitig verringert sich die Durchblutung der Beine. Das sind ideale Voraussetzungen für die Entstehung von Krampfadern und Ödemen.

Zubereitungen aus der Ringelblume beugen Krampfadern vor.

Wunde Brustwarzen und Brustentzündung

Stillen ist die natürlichste Sache der Welt. Doch reibungslos klappt es erst nach einigen Tagen. Schießt die Milch zu schnell ein, dann kommt es zu einem schmerzhaften Milchstau; wird zu wenig Milch gebildet, dann wird die Mutter schnell nervös und verspannt sich.

Auch müssen sich Mutter und Kind erst aufeinander einspielen. Mit einer festen Brustwarze kann ein Kind leichter umgehen, umgekehrt schmerzt eine abgehärtete Warze nicht, wenn das Baby kräftig saugt. Dennoch können Schrunde und Risse entstehen. Keime können eindringen und eine Brustentzündung hervorrufen.

Nach einigen Tagen klappt das Stillen meist von selbst.

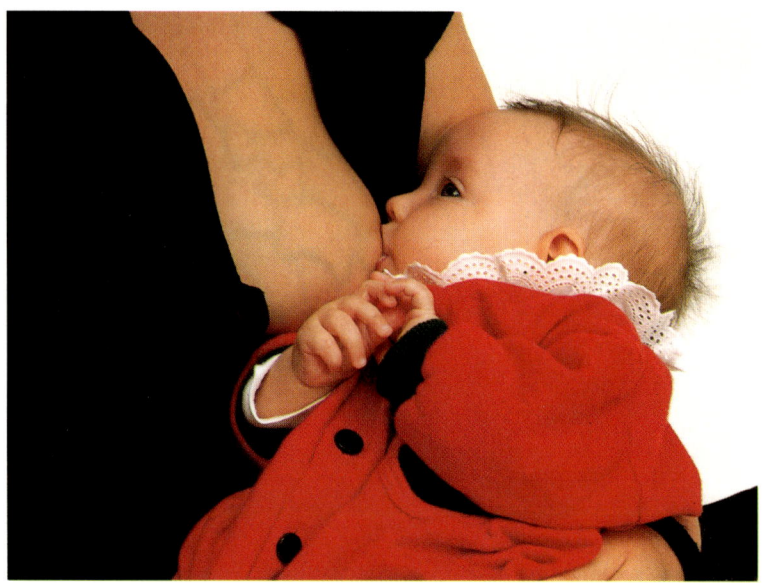

So pflegen Sie Ihre Brust

- Härten Sie Ihre Brustwarzen in den letzten Schwangerschaftswochen ab: Nicht eincremen und nicht einölen, viel an die Luft lassen.
- Reiben Sie sich zwei- bis dreimal täglich sanft die Brust – nicht die Brustwarzen! – mit Calendulaöl ein. Das Öl wirkt harmonisierend, löst Verkrampfungen und unterstützt die Arbeit der Milchdrüsen.
- Lassen Sie Ihr Baby in den ersten Tagen nur jeweils fünf Minuten auf jeder Seite saugen. Mehr strapaziert die Warze zu sehr, und sie wird wund.
- Verreiben Sie nach dem Saugen etwas Milch auf der Brustwarze und lassen Sie sie antrocknen; das schützt die Warze.
- Später können Sie die Brustwarzen mit etwas Salbe oder wenig Öl pflegen.

Baby- und Kinderpflege

Babyhaut ist extrem empfindlich. Nie wieder im Leben ist die Haut so zart und so weich wie in den ersten Lebensmonaten.

Die Hornschicht funktioniert schon als Barriere, reagiert dennoch sehr viel sensibler auf Reizungen von außen. Die Haut ist trocken, aber geschmeidig. Sie bedarf einer ganz besonderen Pflege mit hautverträglichen Seifen, milden Ölen und sanften Haarshampoos.

So fühlt sich Ihr Baby rundum wohl

- Reinigen Sie den Po regelmäßig mit Babyöl, anschließend sparsam eincremen. Ringelblumencreme beugt Hautentzündungen vor und beruhigt bei Reizungen.
- Der Nabel trocknet in den ersten Tagen aus und fällt ab. Wenn er nicht näßt, ist eine besondere Pflege meist nicht nötig. Gegebenenfalls pudern Sie den Nabel zum Schutz vor Keimen ein.
- Puder brauchen Sie im Normalfall nicht. Aber er beruhigt wunde Haut, wirkt kühlend, stillt Juckreiz und schützt. Dann hat er seine Berechtigung.
- Fast alle Kinder entwickeln früher oder später eine Windeldermatitis. Das zeigt sich durch linsenförmige, rötliche Flecken und Pusteln. Verursacher ist der Hefepilz *Candida albicans* genannt. Schuld daran sind die Windeln. Die Haut hat ständig Kontakt mit Urin und Kot, wird dadurch gereizt, und schließlich setzt sich der Pilz fest. Der Popo braucht viel frische Luft. Lassen Sie Ihr Kind so oft wie möglich nackt liegen und strampeln, damit viel frische Luft an den Po kommt. Stoffwindeln lassen mehr Luft durch als Höschenwindeln. Luft und häufiges Windelwechseln verhindern Windelausschlag, Soor und einen wunden Po.

- Baden Sie Ihr Kind regelmäßig, aber nicht zu häufig. Verrühren Sie 2 Tropfen Ringelblumenöl im Badewasser. Das verhindert ein Austrocknen und hält die Haut geschmeidig.
- Nach dem Waschen dürfen Sie Ihr noch leicht feuchtes Baby sparsam mit Ringelblumenöl einreiben.
- Nicht selten bildet sich auf der Kopfhaut des Neugeborenen eine Kruste, die aber nicht juckt. Das ist der sogenannte Gneis. Ursache ist eine übermäßige Talgproduktion der Kopfhaut; da wirken noch mütterliche Hormone nach. Gneis wird oft mit Milchschorf verwechselt. Milchschorf juckt und ist meist der Beginn einer Neurodermitis. Gneis ist so normal wie harmlos und verschwindet von allein wieder. Weichen Sie die Kruste mit Ringelblumentee auf.
- Manche Kinder entwickeln eine Neugeborenen-Akne. Auch das ist eine Umstellung auf das Leben draußen und ist nicht krankhaft.
- Bei Kälte oder Regenwetter schützen Sie die Haut mit einer Ringelblumen-Kindercreme. Das beugt Irritationen vor.

Babyhaut benötigt eine besondere Pflege, denn sie reagiert äußerst sensibel auf äußerliche Reize.

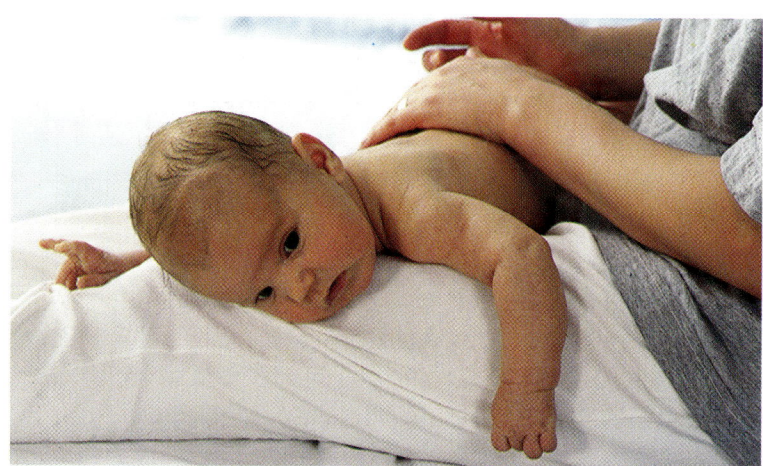

Tips für Anbau, Ernte, Verarbeitung – die Ringelblume im Kräutergarten

Die Ringelblume ist seit dem frühen Mittelalter fester Bestandteil im Kräutergarten. Sie ist äußerst nützlich, schmückt und ziert, erfreut mit ihren Blüten von Juni bis September/Oktober und hat einen hohen ökologischen Wert. Ringelblumen locken Schwebfliegen an, deren Larven wiederum die schädlichen Blattläuse fressen.

Anbau, Ernte, Trocknen

Ringelblumen sind ausgesprochen pflegeleicht und einfach zu ziehen. Sie wachsen schnell, sie wuchern geradezu. Kaum daß die Ringelblume gesät wurde, schaut schon das erste Blättchen aus der Erde. Für den Anbau brauchen Sie keinen Garten. Das Heilkraut gedeiht prima in einer Blumenschale oder im Balkonkasten.

Ob Gartenbeet, Balkonkasten oder Schale: die Ringelblume ist ausgesprochen pflegeleicht.

Boden und Klima

Die Ringelblume stellt nur bescheidene Ansprüche. Sie mag einen gut gedüngten Lehmboden, weniger geeignet sind trockene Sandböden. Alles dazwischen verträgt die Pflanze ausgesprochen gut, und sie wird sich schnell ausbreiten. Achten Sie darauf, daß der Boden unbelastet von Schadstoffen ist und nicht in der Nähe vielbefahrener Straßen liegt. Die Ringelblume liebt die Wärme, hält aber auch Kälte aus.

Samen

Larvenfrüchte keimen am schnellsten aus.

Samen erhalten Sie in der Gärtnerei. Im kommerziellen Anbau bevorzugt man orange-farbene, vorwiegend gefüllt blühende Sorten. Im Saatgut werden Sie die drei unterschiedlichen Samenformen finden. Schauen Sie sich die Form genau an, bevor Sie die Früchte aussähen; dann verstehen Sie auch den Namen Ringelblume. Es ist gleich, welchen Samen Sie verwenden. Allerdings reifen die Larvenfrüchte am schnellsten, dann folgen die Flugfrüchte, und zuletzt keimen die Hakenfrüchte.

Aussaat

Die Aussaat erfolgt im April oder Mai. Pflanzen Sie großzügig, ideal ist ein Abstand von 25 bis 30 Zentimetern zwischen zwei Pflanzen. Die Ringelblume wächst schnell und braucht dann Platz. Das Saatgut nur schwach mit Erde bedecken und gut gießen. Nach spätestens zwei Wochen schauen die ersten Pflänzchen aus der Erde.

Später vermehrt sich die Ringelblume von selbst. Sie müssen lediglich einige Pflanzen reifen lassen, damit sie selbst aussäen können. Lassen Sie sich überraschen, an welchen möglichen und unmöglichen Stellen im nächsten Jahr die kleinen Ringelblumenpflänzchen herauskommen. Im Laufe der Jahre verliert die Pflanze ihre Farbe und Fülle, die Blüten werden immer kleiner. Dann ist es Zeit, wieder neu auszusäen.

Die Ringelblume braucht wenig Pflege

- Achten Sie auf ausreichend Mineralien, gießen Sie gut und halten Sie das Beet frei von Unkraut.
- Verwenden Sie nur organischen Dünger, der aus Kompost gewonnen wurde.
- Selbstverständlich sollten Sie auf Pflanzenschutz- und Insektenvertilgungsmittel verzichten. Schließlich ziehen Sie ein Heilkraut, das Sie später verwerten möchten.

Selbstanbau in Kürze

Boden:	gut gedüngt, feucht
Standort:	warm, sonnig
Pflanzzeit:	April bis Mai
Pflege:	gut gießen, ausreichend Nährstoffe zuführen
Erntezeit:	Juli bis August
Trocknen:	Blüten etwa eine Woche an einem luftigen schattigen Ort ausbreiten

Ernte

Erntezeit ist von Juli bis August. Warten Sie, bis die Ringelblume in voller Blüte steht, und brechen Sie dann die Köpfchen ohne Stiel ab.

Mit einer regelmäßigen und häufigen Ernte erreichen Sie, daß immer wieder neue Blütenköpfchen wachsen.

Was bei der Ernte zu beachten ist

- Ernten Sie bei trockenem Wetter und Sonnenschein. Die Pflanze muß trocken sein. Der beste Zeitpunkt ist am Vormittag, wenn der Morgentau verschwunden ist, und die Sonne noch nicht so heiß brennt.
- Schütteln Sie die Blüten einige Male kräftig, damit Käferchen und andere Insekten, die sich eventuell in den Blüten aufhalten, herausfallen können.
- Die Blüten schichten Sie lose aufeinander. Vermeiden Sie Druckstellen, sie werden beim Trocknen schwarz.
- Sonnenlicht heizt frisch geerntete Pflanzenteile schnell auf, und sie beginnen zu schimmeln.
- Bei zunehmenden Mond soll die Ringelblume den höchsten Gehalt an Wirkstoffen haben.

Warten Sie mit der Ernte, bis die Ringelblume voll aufgeblüht ist.

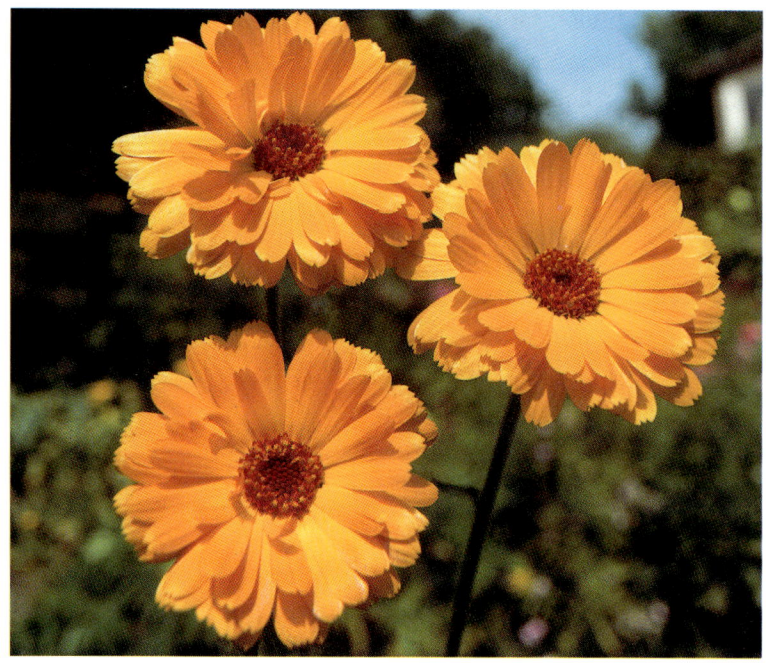

Trocknen

Nach der Ernte müssen die Pflanzen möglichst rasch trocknen. Vermeiden Sie lange Wegzeiten. Je schonender die Trocknung verläuft, um so gehaltvoller bleiben die Blüten.

Ausnahme: Sie möchten die Ringelblume als Schmuck und Zierde nutzen. Dann darf es auch schnell gehen. Die Blüten kurz im Ofen bei 80 °C erhitzen, dadurch bleibt die Farbe erhalten.

Ideal zum Trocknen ist ein luftiger, schattiger Ort, etwa ein Speicher oder eine Nische auf dem Balkon. Breiten Sie die Blüten auf Tüchern oder Papier aus. Nicht wenden und keine direkte Sonnenbestrahlung. Die Pflanzen verlieren durch zu langes Trocknen ihre Wirkstoffe. Blüten brauchen zum Trocknen drei bis acht Tage, Blätter und Kraut eine Woche. Sie merken es am Rascheln, wenn sie vollständig getrocknet sind.

Getrocknete Blüten bewahren Sie in fest verschließbaren Behältern auf. Verwenden Sie dazu dunkle Gläser mit breitem Hals und

Vergessen Sie nicht, Ihre Kräutergläser zu beschriften.

Schraubverschluß oder eine Blechdose. Wichtig ist, das Heilkraut vor Licht und Feuchtigkeit zu schützen. Dann hält es gut ein Jahr, eventuell sogar länger. Vergessen Sie nicht aufzuschreiben, wann Sie die Pflanze eingelagert haben.

So verarbeiten Sie die Blüten

Getrocknete Blüten können Sie etwa ein Jahr lang aufbewahren, vorausgesetzt, Sie schützen sie vor Licht und Feuchtigkeit. Bei Bedarf verarbeiten Sie die entsprechenden Mengen zu der jeweiligen Anwendung.

Frischpflanzensaft

Die Ringelblume wird nicht getrocknet, sondern Sie verwerten gleich die frisch geernteten Blüten, Blätter und Stengel.

- Frische Pflanzen
- Saftzentrifuge

Sie benötigen

Am einfachsten geht es mit der Saftzentrifuge. Der Saft enthält alle wasserlöslichen Inhaltsstoffe der Ringelblume.

So wird's gemacht

Sie müssen ihn recht bald trinken, denn wenn der Frischsaft länger steht, fängt er an zu gären.

Anwendung

Wäßrige Auszüge: Teeaufguß und Abkochung

Ausgangsstoff ist die getrocknete Blüte; sie wird zerkleinert und wie folgt weiterverarbeitet.

- Getrocknete Blüten
- Wasser

Sie benötigen

1. Teeaufguß: 1 TL Blüten mit 1 Tasse kochendem Wasser überbrühen. Etwa 10 Minuten ziehen lassen und abseihen.

So wird's gemacht

2. Abkochungen nimmt man besonders für harte Wurzeln, Rinden und Hölzer. Die Ringelblumenblüte ist so zart, daß ein Aufguß ausreicht.

Alkoholische Auszüge: Tinktur und Extrakte

Man löst die Wirkstoffe der Blüten in einer alkoholhaltigen Lösung. Dazu brauchen Sie einen normalen, unvergällten 70%igen Ethylalkohol (Ethanol), den Sie in der Apotheke erhalten.

Sie benötigen
- Getrocknete Blüten
- 70%iger Alkohol (die fünffache Menge)
- dunkle Weithalsflasche

So wird's gemacht

Tinktur (70% ig):
1. Mischen Sie 1 Teil Droge mit 5 Teilen Alkohol, z.B. 20 g zerkleinerte Blüten auf 100 ml Alkohol.
2. Füllen Sie alles in eine große, dunkle Flasche mit weitem Hals.
3. Die gut verschlossene Flasche lagern Sie an einem Ort, an dem die Temperatur weitgehend konstant bei 20 °C liegt.
4. Nach drei Wochen filtern Sie das Gemisch durch einen Papierfilter.
5. Vergessen Sie nicht, die Flasche zu beschriften und kindersicher aufzubewahren.

Ringelblumenblütengeist:
1. Verfahren Sie genauso wie bei der Tinktur, nur daß Sie statt pharmazeutischen Alkohol einen guten Branntwein nehmen.

Anwendung Äußerlich für Kompressen und Umschläge, dann müssen Sie die Tinktur verdünnen. In den Tee oder in Sirup können Sie einige Tropfen pur geben und einnehmen.

Ölauszüge

Der Name sagt es schon: Es handelt sich um mit pflanzlichem Öl hergestellte Auszüge aus den Ringelblumenblüten. Sie enthalten

Welches Speiseöl können Sie verwenden?

Wählen Sie das Öl je nach der beabsichtigten Verwendung aus:

- Standard: Sonnenblumen-, Oliven-, Erdnußöl
- Lange Haltbarkeit: Distelöl
- Zum Einreiben und zur Massage: Rosmarin-, Lavendel- oder Walnußblätteröl
- Zur Hautpflege: Weizenkeimöl
- Bei Verbrennungen: Leinöl
- Bei Muskel- und Gelenkschmerzen sowie bei Gallen- beschwerden: Hanföl

die fettlöslichen Wirkstoffe. Calendulaöl ist etwa ein Jahr lang halt- bar, vorausgesetzt, Sie bewahren es in einem dunklen Glas und gut verschlossen auf. Kräuteröle können Sie aus frischen oder aus ge- trockneten Blüten herstellen.

Sie benötigen

- Frische oder getrocknete Blüten
- ggf. Alkohol
- Hochwertiges Pflanzenöl

Frische Blüten:

So wird's gemacht

1. Geben Sie die frischen, zerkleinerten Ringelblumenblüten in ein Schraubglas mit einem weiten Hals.
2. Übergießen Sie sie mit dem Öl, gut mischen und das Gefäß drei Wochen lang an die Sonne stellen. Gelegentlich umrühren. Das Öl soll einen Fingerbreit über den Blüten stehen.
3. Danach pressen Sie das Blütenöl durch ein sauberes Küchentuch oder ein Leintuch.
4. Füllen Sie das Öl in eine dunkle, braune und gut schließende Flasche um. Kühl aufbewahren.
5. Bewahren Sie die Flasche kühl auf.

Getrocknete Blüten:

1. Zuerst müssen Sie diese mit Alkohol durchfeuchten. Dazu geben Sie je 10 g getrocknete Blüten in 10 ml Ethanol.
2. Wenn die Blüten gut feucht sind, gießen Sie das Öl hinzu.
3. Den Ansatz lassen Sie mindestens eine Woche lang stehen.
4. Nun müssen Sie das Ethanol wieder entfernen. Dazu erwärmen Sie den Auszug im Wasserbad, bis der Alkohol verdampft ist.
5. Danach abseihen, gut verschließen und kühl aufbewahren.

Anwendung Äußerlich zum Einreiben und Massieren. Angebrochene Flaschen halten sich am besten im Kühlschrank.

Ringelblumensalbe

Jede Zeit, jede Region, jede sogenannte Kräuterhexe hatte ihr eigenes Rezept für die Ringelblumensalbe. Die Salbe ist die klassische Anwendung der Ringelblumenblüten. Das älteste überlieferte Rezept stammt noch von Hildegard von Bingen. Sie fertigte ihre Ringelblumensalbe mit Speck an.

Das traditionelle Schweinefett hat heute noch seine Vorteile: Es ist preiswert, läßt sich leicht verarbeiten und ist lange haltbar. Außerdem können Sie es gleichmäßig auf die Haut auftragen. Weil Schweinefett ähnlich wie unser Hautfett aufgebaut ist, dringt es gut in die Haut ein.

Der Nachteil: Wenn Sie diese Salbe auftragen, kann es passieren, daß Sie glänzen wie eine »Speckschwarte«. Das mag nicht jeder. Dann weichen Sie besser auf Wollfett (Lanolin), Bienenwachs oder Ultrabas aus. Ultrabas ist eine fettige Substanz und dient als Grundstoff für die Salbe. Ultrabas gibt es in der Apotheke, und Sie brauchen es nicht einmal zu erhitzen.

Salben-Rezept mit Schmalz

Sie benötigen
- 5 EL frische Ringelblumenblüten
- 500 g Schweineschmalz
- Etwas Lavendel oder Rosmarin

1. Schmalz zerlassen, die Temperatur darf nicht über 60 °C steigen.
2. Die Blüten in das Schmalz einrühren und drei Stunden bei 60 °C halten. Alle zehn Minuten umrühren.
3. Danach die Blüten absieben und die Salbe in geeignete Gefäße füllen.
4. Lavendel oder Rosmarin verleiht der Salbe einen angenehmen Duft.

So wird's gemacht

Salben-Rezept mit Lanolin (Wollfett)

- 200 g Ringelblumenöl
- 100 g Lanolin
- 30 g Bienenwachs
- 2 EL frisch gezupfte Ringelblumenblüten
- 50 g Ringelblumentinktur
- evtl. einige Tropfen ätherische Duftöle

Sie benötigen

Tips für die Herstellung

- Mischen Sie Maiskeimöl in die Salbe. Das Öl enthält reichlich Linolsäure. Diese essentielle Fettsäure regt die Durchblutung an, erhält die Hautfeuchtigkeit und macht die Haut geschmeidig.
- Statt frischer Ringelblumenblüten können Sie die jeweilige Menge Ringelblumenöl oder -tinktur nehmen.
- Fette und Öle können Sie schonend in einer Schale über dem Wasserbad erhitzen.
- Die Salbengefäße, Gläser oder Döschen müssen absolut sauber sein. Vorher in kochendem Wasser desinfizieren!

Ätherische Öle verleihen der Salbe einen Duft nach Ihrer Wahl.

1. Das Lanolin schmelzen lassen, Ringelblumenöl und die frischen Blüten zugeben.
2. Etwa 15 Minuten lang erhitzen, ohne zu kochen. Dabei gut umrühren und anschließend abseihen.

So wird's gemacht

3. Bienenwachs zugeben und gut verrühren, bis es geschmolzen ist und die Mischung cremig wird.
4. Tinktur unterrühren und zum Schluß das Duftöl zugeben.

Salben-Rezept mit Bienenwachs

Sie benötigen
- 2 EL frische Ringelblumenblüten
- 200 ml Sonnenblumenöl
- 35 g Bienenwachs

So wird's gemacht
1. Öl erhitzen, Blüten zugeben und 20 Minuten lang erhitzen, danach abseihen (Vorsicht: Nicht zu heiß werden lassen!).
2. Bienenwachs zugeben und die Mischung rühren, bis das Wachs vollständig geschmolzen ist.
3. Langsam abkühlen lassen und dabei immer wieder gut verrühren.

Salben-Rezept mit Ultrabas

Sie benötigen
- 15 g Ringelblumenblüten
- 100 ml Wasser
- 100 g Ultrabas

So wird's gemacht
1. Die Blüten mit dem kochenden Wasser übergießen, wieder erkalten lassen und filtern.
2. Den Sud mit Ultrabas mischen und gut rühren.
3. Geben Sie etwas (Soja-)Öl unter die Creme.

Rezept für Ringelrosen-Butter

Sie benötigen
- 500 g Ziegenbutter (alternativ salzlose Butter)
- 100 g frisch ausgezupfte Ringelblumenblüten

So wird's gemacht
1. Die Butter erhitzen, nicht kochen oder braten lassen.
2. Blütenblätter zugeben und etwa 20 Minuten lang erhitzen. Dabei ständig rühren.
3. Anschließend durch ein Tuch seihen, in geeignete Gefäße füllen und kühl aufbewahren.

Die Ringelblume in der Küche*

Die Rezepte stammen von Sabine Berndt-Sinz.

Viele Heilkräuter hatten einst ihren festen Platz in der Küche, sie galten als alltägliches Nahrungsmittel und wurden gekocht oder verbacken. Man färbte mit den gelben Blüten der Ringelblume die Butter und nutzte sie als Ersatz für den teuren Safran. Probieren Sie Calendula-Safran zu Fisch- und Geflügelgerichten. Auch Fleischsuppen färben sich mit ihm angenehm goldgelb. Die Blätter ergeben mit Essig und Öl angemacht einen stark duftenden Salat. In England schmückte man Suppen, Kraftbrühen und Salate mit der Ringelblume. In den USA gibt es »marygold sandwiches« – eine Gesundheitskost aus Sesam, Mayonnaise, Käse und Calendulablüten.

Suppen

Avocadocremesuppe

- 4 reife Avocados
- Saft einer unbehandelten Zitrone
- 250 ml trockener Weißwein
- 250 ml süße Sahne
- Jodsalz
- Schwarzer Pfeffer
- 2 Ringelblumenblüten (abgezupfte Blätter)

Sie benötigen für vier Personen

1. Das Fruchtfleisch mit der Hälfte des Zitronensafts pürieren.
2. Wein, Sahne, Gewürze und den restlichen Zitronensaft unterrühren, pikant abschmecken.
3. Die Suppe mit Blütenblättern bestreuen.

So wird's gemacht

Zucchinicremesuppe

Sie benötigen für vier Personen

- 1 kleine Zwiebel (gewürfelt)
- 1 Knoblauchzehe (durchgepreßt)
- 10 g Butter
- 3 mittelgroße Zucchini (geviertelt, in Scheiben geschnitten)
- 800 ml Gemüsebrühe
- 2 EL süße Sahne
- Jodsalz
- Pfeffer
- Muskatnuß (gerieben)
- Basilikum

Zum Bestreuen:
- 2 EL Petersilie
- 2 EL Ringelblumenblütenblätter

So wird's gemacht

1. Zwiebel mit Knoblauch in Butter anschwitzen.
2. Die Zucchiniwürfel dazugeben und andünsten.
3. Mit Gemüsebrühe ablöschen, ca. 10 Minuten kochen.
4. Mit süßer Sahne, Salz, Pfeffer, Muskat und Basilikum abschmecken.
5. Zum Schluß mit Petersilie und Blütenblättern bestreuen.

Die gelben Blüten der Ringelblume dienen als Ersatz für den teuren Safran.

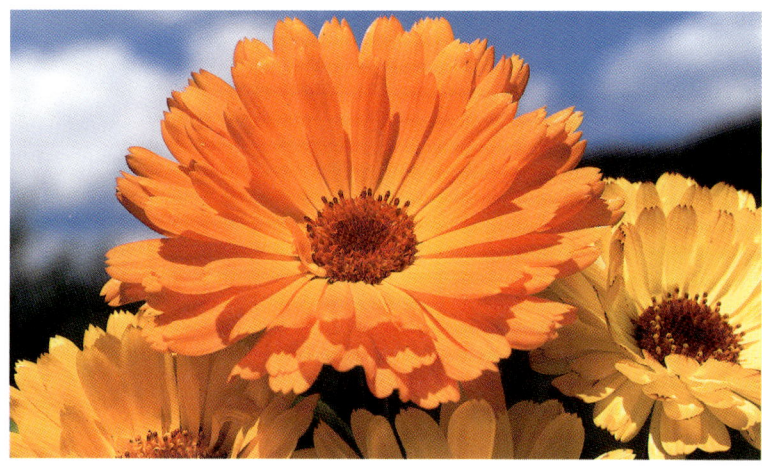

Salate/Obstsalate
Avocadosalat

- 4 reife Avocados
- Saft einer Zitrone
- 150 g roher Schinken (in dünne Scheiben geschnitten)
- 1 Dose Mandarinen (abgetropft)
- 1 EL Cognac
- Jodsalz
- 3 EL Öl

Zum Bestreuen:
- 2 Ringelblumenblüten (abgezupfte Blätter)

**Sie benötigen
für vier Personen**

1. Die Avocados halbieren und Steine entfernen.
2. Mit Kugelausstecher Fruchtfleisch aushöhlen und mit etwas Zitronensaft übergießen.
3. Mandarinenfilets und Schinken zu den Avocados geben.
4. Den restlichen Zitronensaft mit Öl, Cognac und Salz verrühren und vorsichtig unter den Salat mischen.

So wird's gemacht

Fruchtiger Radicchiosalat

- 1 Radicchio (zerpflückt)
- 1 Grapefruit rosé (filetiert)
- 2 reife Avocados (in Streifen geschnitten)
- 2 EL Weißweinessig
- 1 TL mittelscharfer Senf
- Jodsalz
- Pfeffer
- 1 Prise Zucker
- 1 Zwiebel (fein gewürfelt)
- 4 EL Pflanzenöl
- 2 Ringelblumenblüten (abgezupfte Blätter)

**Sie benötigen
für vier Personen**

1. Radicchio, Grapefruitfilets und Avocadostreifen auf einer großen Platte anrichten.

So wird's gemacht

2. Essig, Senf, Gewürze, Zucker und Zwiebel verrühren, Öl unterschlagen und über Salat geben.

3. Den Salat mit Blütenblättern bestreuen.

Asiatischer Salat

Sie benötigen für vier Personen

- 200 g Karotten (in feine Scheiben geschnitten)
- 100 g Selleriestange (in schräge Scheiben geschnitten)
- 200 g Radieschen (in feine Scheiben geschnitten)
- 100 g Lollo Rosso (zerpflückt)
- 100 g Kopfsalat (zerpflückt)
- 4 EL Zitronensaft
- 200 g Äpfel (geviertelt, entkernt, Apfelviertel in feine Scheiben geschnitten, mit Zitronensaft beträufelt)

Zutaten für die Marinade:
- 200 g Joghurt (1,5 % Fett)
- Kräutersalz
- 1 Prise Zucker
- 1/2 Bund Petersilie (fein gewiegt)
- Zum Bestreuen: 2 Ringelblumenblüten (abgezupfte Blätter)

So wird's gemacht

1. Vorbereitete Zutaten vermengen.

2. Für die Marinade Joghurt mit Kräutersalz und Zucker abschmecken, Petersilie dazugeben.

3. Die Marinade kurz vor dem Anrichten unter den Salat heben.

4. Den Salat mit Blütenblättern bestreuen.

Blattsalat »Blütentraum«

Sie benötigen für vier Personen

- 1 Friséesalat (zerpflückt)
- 1 Eichblattsalat (zerpflückt)
- 1 Bund Rucola (zerpflückt)
- 50 g Feldsalat
- 10 Cocktailtomaten (halbiert)
- 1 säuerlicher Apfel (geschält, grob geraspelt)

- Saft einer Grapefruit rosé
- 10 Borretschblüten
- 6 Kapuzinerkresseblüten
- 2 Ringelblumenblüten (abgezupfte Blätter)
- 1 EL Rotisseur-Senf
- Jodsalz
- Schwarzer Pfeffer (frisch gemahlen)
- 6 EL Olivenöl

1. Blattsalate putzen, abspülen und trockenschleudern. Den Salat in eine Schüssel geben.
2. Apfelraspel und Cocktailtomaten zugeben, vorsichtig unterheben.
3. Aus Grapefruitsaft, Senf, Jodsalz, Pfeffer und Olivenöl eine Marinade rühren, über den Salat geben.
4. Den Blattsalat mit Borretsch- und Kapuzinerkresseblüten dekorieren, mit Ringelblumenblütenblättern bestreuen.

So wird's gemacht

Exotischer Obstsalat

- 1 Ananas (in Würfel geschnitten)
- 2 Kiwis (in Würfel geschnitten)
- 8 Litschis (in Würfel geschnitten)
- 1 Grapefruit (in Würfel geschnitten)
- 1 Honigmelone (in Kugeln ausgestochen)
- 1 Granatapfel (Kerne herausgetrennt)
- Zucker
- 2 Ringelblumenblüten (abgezupfte Blätter)

Sie benötigen für vier Personen

Zutaten für die Zitronensauce:
- 150 g Crème fraîche
- 150 g Joghurt (1,5 % Fett)
- 100 ml Buttermilch
- 2 EL Zucker
- Saft einer Zitrone

So wird's gemacht

1. Vorbereitete Früchte mischen und leicht zuckern.
2. Für die Zitronensauce Crème fraîche, Joghurt und Buttermilch verrühren und mit Zucker und Zitronensaft abschmecken. Zum Obstsalat servieren.

Mariniertes Obst mit Zimtsahne

Sie benötigen für sechs Personen

- 12 Datteln (frisch, entsteint, in Streifen geschnitten)
- 4 cl Orangenlikör (ersatzweise Saft einer Orange)
- 1 EL Mandelblättchen
- 3 Grapefruit rosé (in Scheiben geschnitten, Saft dabei auffangen)
- 3 Kiwi (in Scheiben geschnitten)
- 1 EL Zitronensaft
- 2 EL Ahornsirup
- 250 ml süße Sahne (30 % Fett)
- 1 TL Zuckerrohrgranulat
- 1–2 TL Zimtpulver
- 2 EL Ringelblumenblütenblätter

So wird's gemacht

1. Dattelstreifen mit Orangenlikör beträufeln.
2. Mandelblättchen in einer Pfanne ohne Fett goldgelb rösten.
3. Grapefruitscheiben auf ein Brett legen und weißen Mittelteil mit einem Apfelausstecher entfernen.
4. Das Obst auf Dessertteller anrichten, mit Datteln und Mandelblättchen belegen.
5. Den übrigen Orangenlikör, Grapefruitsaft, Zitronensaft sowie Ahornsirup mischen und über das Obst geben.
6. Süße Sahne mit Zuckerrohrgranulat und Zimt steif schlagen, Dessert damit garnieren.
7. Zum Schluß das Dessert mit Blütenblättern bestreuen.

Ananas-Erdbeer-Bowle

Sie benötigen für sechs Gläser

- 120 g Erdbeeren (entstielt, halbiert, große Früchte geviertelt)
- 120 g Ananas (gewürfelt)
- 1/4 l Ananassaft

- 1/4 l Zitronensaft
- 2 EL Ringelblumenblütenblätter
- 1 Prise Zucker
- 3/4 l Ginger Ale
- 6 Ringelblumenblüten (ganz)

So wird's gemacht

1. Erdbeeren, Ananasstücke, Blütenblätter, Ananas- und Zitronen- saft mischen, nach Bedarf süßen.
2. Die Bowle kaltstellen, kurz vor dem Servieren mit gekühltem Ginger Ale auffüllen.
3. Zur Dekoration an jeden Glasrand eine Ringelblumenblüte stecken.

Nektarinen-Kiwi-Salat

- 4 cl Maraschinolikör
- 2 EL Puderzucker
- 4 Nektarinen (enthäutet, entkernt, in Spalten geschnitten)
- 4 Kiwis (geschält, in dünne Scheiben geschnitten)
- 200 g Trauben (blau, halbiert, entkernt)
- 200 g Erdbeeren (abgezupft, halbiert)
- 1 Becher Crème fraîche
- 25 g Haselnüsse (gehackt)
- 2 EL Ringelblumenblütenblätter

Sie benötigen
für sechs Personen

So wird's gemacht

1. Maraschinolikör mit Puderzucker verrühren, bis sich der Zucker aufgelöst hat.
2. Die vorbereiteten Früchte mit Likör mischen, zugedeckt 30 Mi- nuten im Kühlschrank ziehen lassen.
3. Die Haselnüsse in einer Pfanne ohne Fett goldbraun rösten.
4. Die Crème fraîche mit Handrührgerät schaumig rühren.
5. Salat nochmals durchmischen und in Servierschälchen füllen. Crème fraîche als dicken Klecks in die Mitte setzen.
6. Vor dem Servieren mit Haselnüssen und Ringelblumenblüten- blättern bestreuen.

Dreifruchtsalat

Sie benötigen für vier Personen

- 200 g Äpfel (blättrig geschnitten)
- 20 ml Zitronensaft
- 200 g Erdbeeren (halbiert oder geviertelt)
- 100 g Kiwi (halbiert, in Scheiben geschnitten)
- 100 ml Orangensaft
- Honig (nach Geschmack)
- 40 g Sonnenblumenkerne
- 2 EL Ringelblumenblütenblätter

So wird's gemacht

1. Apfelscheiben mit Zitronensaft beträufeln.
2. Erdbeeren, Kiwischeiben und Orangensaft vorsichtig vermengen.
3. Den Obstsalat bei Bedarf mit etwas Honig nachsüßen.
4. In Portionsschälchen füllen und mit Sonnenblumenkernen und Ringelblumenblütenblättern bestreuen.

Erdbeersalat

Sie benötigen für vier Personen

- 300 ml Orangensaft (frisch gepreßt)
- Saft einer halben Zitrone
- 2 EL Ahornsirup
- 3 TL Speisestärke
- 50 g Pinienkerne
- 500 g Erdbeeren (halbiert oder gewürfelt)
- 1 Mango (geschält, in dünne Spalten geschnitten)
- 1 Bund Basilikum (Blättchen, grob zerzupft)
- 1 EL Orangenlikör
- 2 EL Ringelblumenblütenblätter

So wird's gemacht

1. Den Orangen- und Zitronensaft mit dem Ahornsirup zum Kochen bringen. Mit einer kalt angerührten Speisestärke binden, aufkochen und abkühlen lassen.
2. Pinienkerne in einer Pfanne ohne Fett goldbraun rösten.
3. Erdbeeren, Mangospalten und Basilikumblättchen in einer Schüssel mischen.

4. Die kalte Orangensauce mit Orangenlikör würzen und über den Salat gießen.
5. Alle Zutaten vorsichtig vermischen.
6. Vor dem Servieren Pinienkerne und Ringelblumenblütenblätter über den Salat geben.

Exotischer Fruchtsalat

■ 200 g Mango (geschält, in kleine Stücke geschnitten)
■ 200 g Ananas (geschält, in kleine Stücke geschnitten)
■ 200 g Erdbeeren (halbiert)
■ 200 g blaue Weintrauben (halbiert und entkernt)
■ 2 Kiwis (geschält, halbiert in Scheiben geschnitten)
■ Saft einer Zitrone
■ 4 EL Orangensaft
■ 2 TL Honig
■ 2 Ringelblumenblüten (abgezupfte Blätter)
■ 125 ml süße Sahne

Sie benötigen für sechs Personen

1. Mango, Ananas, Erdbeeren, Weintrauben und Kiwis in eine große Schüssel geben.
2. Orangen- und Zitronensaft mit Honig verrühren, vermengen, über das Obst geben und mit Blütenblättern bestreuen.
3. Die Sahne steif schlagen, separat dazu reichen.

So wird's gemacht

Süßspeisen

Himbeer-Sorbet auf Zimtcreme

■ 1/4 l Wasser
■ 100 g Zucker
■ 1 Zitrone (abgeriebene Schale davon, in 8 hauchdünne Scheiben geschnitten)
■ 375 g Himbeeren (tiefgefroren, aufgetaut, 8 Stück für Garnitur beiseite legen)
■ 1 TL Himbeergeist

Sie benötigen für vier Personen

- 125 g Doppelrahm-Frischkäse
- 70 ml Milch
- Zimt
- Süßstoff
- Zitronenmelisse
- 4 ganze Ringelblumenblüten

So wird's gemacht

1. Das Wasser mit Zucker und Zitronensaft 5 Minuten kochen und danach durchsieben.
2. Den Sirup kühl stellen. Himbeeren passieren, mit Himbeergeist unter kalten Sirup mischen. Ca. 8 Stunden frosten.
3. Danach das Sorbet mit einem Schneebesen schaumig schlagen und nochmals ca. 1 Stunde ins Kühlfach stellen.
4. Aus Frischkäse und Milch eine geschmeidige Creme rühren, mit Zimt und Süßstoff abschmecken. Die Creme auf Teller verteilen.
5. Das Sorbet mit dem Löffel abstechen und in die Tellermitte geben.
6. Mit Zitronenmelisse, Zitronenscheiben, Himbeeren und Ringelblumenblüten dekorieren.

Pfirsichquark

Sie benötigen für vier Personen

- 300 g Quark (20 % Fett)
- 150 ml Milch (3,5 % Fett)
- 250 g Pfirsiche (geviertelt, entkernt, in Stückchen geschnitten)
- 2 EL Ringelblumenblütenblätter
- Zum Bestreuen:
  1 EL Mandelblättchen

So wird's gemacht

1. Den Quark mit der Milch cremig rühren, Pfirsichstücke und Blütenblätter unterheben.
2. Die Quarkspeise in Portionsschälchen füllen, mit Mandelblättchen bestreuen.

Apfel-Joghurt-Speise

- 150 g Äpfel (geviertelt, entkernt, gerieben)
- 200 g Joghurt (3,5 % Fett)
- 2 EL Ringelblumenblütenblätter
- 2 TL Zitronensaft
- 1 TL Zucker
- Zimt

Sie benötigen
für vier Personen

1. Geriebene Äpfel sofort mit Joghurt verrühren, Blütenblätter unterheben.
2. Die Joghurtspeise mit Zitronensaft und Zucker abschmecken.
3. In Schälchen füllen und mit etwas Zimt bestreuen.

So wird's gemacht

Bananennocken mit Erdbeersauce

- 2 Bananen (fein püriert)
- 4 EL Zitronensaft
- 200 g Joghurt (3,5 % Fett)
- 4 Blätter weiße Gelatine
- 2 EL Zucker
- 1 Eiweiß (steif geschlagen)
- 1 Päckchen Vanillezucker
- einige Minzeblättchen
- 150 g Erdbeeren
- 2 EL Ringelblumenblütenblätter

Sie benötigen
für vier Personen

1. Bananen sofort mit Zitronensaft und Joghurt verrühren.
2. Die Blattgelatine in kaltem Wasser einweichen, in Wasserbad auflösen, unter Bananen-Joghurtmasse rühren.
3. Mit Zucker abschmecken, Eischnee und Vanillezucker unterheben und ca. 60 Minuten kalt stellen.
4. Wenn die Masse fest ist, 8 Nocken mit einem Eßlöffel abstechen, auf Teller verteilen, mit Minzeblättchen garnieren.
5. Erdbeeren im Mixer pürieren, Blütenblätter unterheben.
6. Erdbeersauce zu den Bananennocken reichen.

So wird's gemacht

Sachregister